Eberwein, Helmstaedter,
Reimann, Schoenenberger,
Vogt (Hrsg.)

Pharmazeutische Qualität
von Phytopharmaka

Pharmazeutische Qualität von Phytopharmaka

Wege zu sinnvoller Analytik als Voraussetzung für erfolgreiche Zulassung und Nachzulassung pflanzlicher Arzneimittel

(Fachtagung des Bundesfachverbandes der Arzneimittel-Hersteller e. V. am 24. Januar 1984 in Bad Godesberg)

Herausgegeben von

Dr. Bernd Eberwein
Dr. Gerhard Helmstaedter
Dr. Jürgen Reimann
Dr. Hanns Schoenenberger
Dr. Claudia Vogt

Bundesfachverband der Arzneimittel-Hersteller
Koblenzer Straße 99, 5300 Bonn 2

Mit Beiträgen von
S. Bladt, R. Dirscherl, F. Gaedcke, G. Gerster, G. Graner, G. Hanke,
G. Harnischfeger, F. W. Hefendehl, H. Liebig, H. G. Menßen, A. Nagell,
J. Reimann, G. Repplinger, H. Schoenenberger, G. Vogel

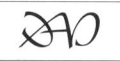

Deutscher Apotheker Verlag Stuttgart

Die Wiedergabe von Gebrauchsnamen, Handelsnamen, Warenbezeichnungen usw. in diesem Buch berechtigt auch ohne besondere Kennzeichnung nicht zu der Annahme, daß solche Namen im Sinne der Warenzeichen- und Warenschutzgesetzgebung als frei zu betrachten wären und daher von jedermann benutzt werden dürfen.

CIP-Kurztitelaufnahme der Deutschen Bibliothek

Pharmazeutische Qualität von Phytopharmaka:
Wege zu sinnvoller Analytik als Voraussetzung für erfolgreiche Zulassung u. Nachzulassung pflanzl. Arzneimittel;
 (Fachtagung d. Bundesfachverb. d. Arzneimittel-Hersteller e. V. am 24. Januar 1984 in Bad Godesberg)
hrsg. von Bernd Eberwein . . . Mit Beitr. von S. Bladt . . . — Stuttgart: Deutscher Apotheker-Verlag, 1984.
ISBN 3-7692-0812-9

NE: Eberwein, Bernd [Hrsg.]; Bladt, Sabine [Mitverf.];
Bundesfachverband der Arzneimittel-Hersteller

Alle Rechte, auch die des auszugsweisen Nachdrucks, der photomechanischen Wiedergabe (durch Photokopie, Mikrofilm oder irgendein anderes Verfahren) und der Übersetzung, vorbehalten.
© 1984 Deutscher Apotheker Verlag, Birkenwaldstraße 44, 7000 Stuttgart 1
Printed in Germany
Satz und Druck: Druckerei Karl Hofmann, 7060 Schorndorf

Vorwort

Phytopharmaka sind entsprechend der Definition des Arzneimittelgesetzes Arzneimittel aus Pflanzen, Pflanzenteilen und Pflanzenbestandteilen in bearbeitetem oder unbearbeitetem Zustand. Somit unterliegen die Phytopharmaka grundsätzlich denselben Anforderungen wie alle anderen Arzneimittel.

Zu den Phytopharmaka zählen u. a. auch unsere sogenannten „Hausmittel", die sich über Generationen in der Therapie und Praxis verschiedenster Erkrankungen und Mißbefindlichkeiten bewährt haben. Phytopharmaka dienen in erster Linie der Behandlung chronischer Erkrankungen und geringfügiger Gesundheitsstörungen. Sie zeichnen sich durch eine große therapeutische Breite aus und besitzen dementsprechend ein günstiges Nutzen-Risiko-Verhältnis. Sie lassen sich entsprechend den international anerkannten Richtlinien mit der notwendigen und erforderlichen pharmazeutischen Qualität herstellen. Bezogen auf die Wirksamkeit muß man sich jedoch unter Umständen von der Vorstellung freimachen, daß ein Wirksamkeitsnachweis ausschließlich mit den bisher bekannten klassischen Methoden der Schulmedizin geführt werden kann.

Um das Erkenntnismaterial für unsere Phytopharmaka wissenschaftlich aufzuarbeiten, wurde aufgrund des AMG eine Sachverständigenkommission — die Kommission E — einberufen. Auf eine Initiative des BUNDESFACHVERBANDES DER ARZNEIMITTEL-HERSTELLER haben sich alle wesentlichen Hersteller von Phytopharmaka in einer freiwilligen Kooperation zusammengeschlossen, um die Arbeit der Kommission E durch Aufbereitung des wissenschaftlichen Erkenntnismaterials zügig zu unterstützen. Auch die Fortentwicklung des amtlichen Arzneibuches, in dem die Pflanzenpräparate wieder einen größeren Platz einnehmen, sowie die nach § 26 AMG zu erlassenden Arzneimittel-Prüfrichtlinien, von denen bislang der Teil „Qualität" im Entwurf vorliegt mit interessanten Aspekten für die Phytopharmaka, bieten begrüßenswerte Ansätze.

Der BUNDESFACHVERBAND DER ARZNEIMITTEL-HERSTELLER unterstützt — auch bezogen auf die pharmazeutische Qualität — tatkräftig alle Anstrengungen, die dazu beitragen, unsere Phytopharmaka der Therapie in vollem Umfang zu erhalten entsprechend dem Auftrag gemäß AMG. Die vom BUNDESFACHVERBAND DER ARZNEIMITTEL-HERSTELLER am 24. Januar 1984 in Bonn-Bad

Godesberg durchgeführte wissenschaftliche Veranstaltung hat hierzu einen bedeutenden Beitrag geleistet. Es wurden Wege aufgezeigt für sinnvolle Analysen-Methoden als Voraussetzung für eine erfolgreiche Zulassung und Nachzulassung pflanzlicher Arzneimittel.

Ich danke den Herren Dr. Bernd Eberwein, Dr. Gerhard Helmstaedter, Dr. Jürgen Reimann, Dr. Hanns Schoenenberger und Frau Dr. Claudia Vogt für ihre tatkräftige Mitarbeit bei der Vorbereitung und Durchführung dieser Veranstaltung und für die umfangreiche Arbeit im Zusammenhang mit der Herausgabe des vorliegenden Buches. Durch die Veröffentlichung der wissenschaftlichen Referate in diesem Buch sollen die wissenschaftlichen Ergebnisse der Veranstaltung einem größeren Interessentenkreis vorgestellt werden.

Bonn, im Juni 1984　　　Johannes Burges
　　　　　　　　　　　　Vorsitzender
　　　　　　　　　　　　BUNDESFACHVERBAND
　　　　　　　　　　　　DER ARZNEIMITTEL-HERSTELLER E. V. (BHI)

Inhaltsverzeichnis

I.	Autorenverzeichnis	11
II.	**Begrüßung** (Gerhard Helmstaedter)	17
III.	**Pharmazeutische Qualität von Phytopharmaka** (Hanns Schoenenberger)	19
	1. Einleitendes Referat zum Thema der Tagung	19
IV.	**Die Bedeutung der pharmazeutischen Qualität für die therapeutische Wirksamkeit pflanzlicher Arzneimittel** (Günther Vogel)	22
V.	**Anforderungen an die Qualität pflanzlicher Arzneimittel** (Friedrich W. Hefendehl)	25
	1. Einleitung	25
	2. Arzneimittelprüfrichtlinie und Phytopharmaka	26
	3. Zusammenfassung	33
VI.	**Rahmenforderungen für die Standardisierung von Drogen und Extrakten im industriellen Bereich** (Götz Harnischfeger)	35
	1. Grundforderungen für ausreichende Qualität	37
	2. Vorgehen bei der Festlegung der Spezifikationen und Prüfverfahren	37
	3. Drogenbeschreibung	38
	4. Prüfverfahren	39

VII.	**Welche Methoden zur Standardisierung von Drogen bzw. pflanzlichen Arzneimittel sind heute praktikabel? (Sabine Bladt)**	41
	1. Mono-Drogen und Forte-Präparate (Typ I)	42
	2. Mono-Drogen — Mite-Präparate und Kombinationspräparate (Typ II)	43
VIII.	**Die analytischen Methoden im Arzneibuch und im Deutschen Arzneimittel-Codex (Hans Georg Menßen)**	52
IX.	**Welcher Aufwand apparativer Analysentechniken ist im Verfahren von Zulassung und Nachzulassung notwendig? (Grundsätzliche Überlegungen) (Günther Hanke)**	58
	1. Pflanzliche Ausgangsmaterialien	58
	2. Analytik der pflanzlichen Arzneimittel	59
	3. Zusammenfassung	63
	4. Literatur	63
X.	**Welcher Aufwand apparativer Analysentechniken ist im Verfahren von Zulassung und Nachzulassung notwendig? (Praxisorientierte Fragen) (Gerhard Graner)**	64
	1. Radix (Tubera) Harpagophyti	65
	2. Ginseng	67
	3. Kampfer	69
	4. Qualitätsbestimmung von Allii sativi Bulbus — Knoblauch	69
	5. PHB-Ester	70
	6. Flavonside	71
XI.	**Qualitätssicherung bei Rohstoffen unter besonderer Berücksichtigung der Pestizid-Analytik (Astrid Nagell)**	74
XII.	**Qualitätssicherung von pflanzlichen Grundstoffen (Frauke Gaedcke)**	85
	1. Wie sieht die Qualitätssicherung in der Praxis aus?	86
	2. Qualitätssicherung der Ausgangsmaterialien	87

3. Qualitätssicherung von Einrichtungen 91
4. Qualitätssicherung beim Herstellungsverfahren 92
5. Qualitätssicherung des Endextraktes 93
6. Schlußbetrachtung 94
7. Literatur 95

XIII. Qualitätssicherung durch Dokumentation des Herstellungsverfahrens
(Richard Dirscherl) 96

1. Besteht eine rechtliche Grundlage? 96
2. Welche Voraussetzungen sind erforderlich? 96
3. Wo beginnt die Dokumentation? 97
4. Schwerpunkt: Chargenbericht 98
5. Gefahr durch die Prüfrichtlinien 98
6. Ein praxisbewährtes und adäquates Verfahren 99
7. Ein Sicherungssystem von hohem Rang 100

XIV. Kleinreduzierende Maßnahmen bei Phytopharmaka (Jürgen Reimann) 104

1. Physikalische Methoden 110
1.1 Strahlensterilisation 110
2. Chemische Methoden 117
2.1 Ethylenoxid 117
2.1.1 Chemische Eigenschaften 118
2.1.2 Toxische Eigenschaften 118

XV. Beispiele aus Zulassungsverfahren (Gerhard Gerster) 123

XVI. Beispiele aus Zulassungsverfahren (Horst Liebig) 125

XVII. Beispiele aus Zulassungsverfahren (Gudrun Repplinger) 127

Sachverzeichnis 131

Autorenverzeichnis

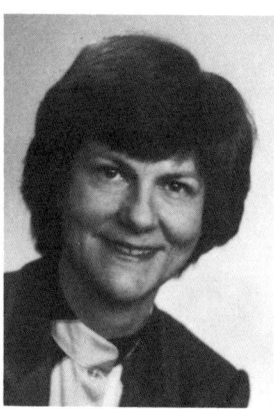

Sabine Bladt
Welche Methoden zur Standardisierung von Drogen bzw. pflanzlicher Arzneimittel sind heute praktikabel?

Anschrift:
Dr. Sabine Bladt,
c/o Institut für Pharmazeutische Biologie der Universität München
(Direktor: Prof. Dr. Hildebert Wagner)
Karlstraße 29
8000 München 2

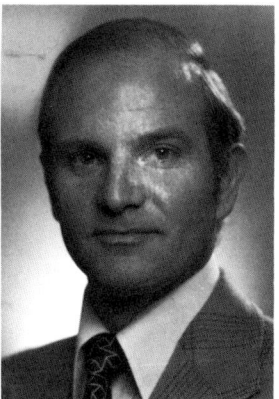

Richard Dirscherl
Qualitätssicherung durch Dokumentation des Herstellungsverfahrens

Anschrift:
Dr. Richard Dirscherl
c/o Jukunda Biologische Erzeugnisse
Hofmarkstraße 35
8033 Planegg bei München

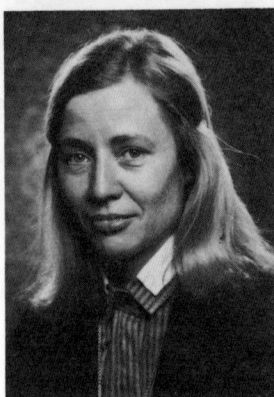

Frauke Gaedcke
Qualitätssicherung von Pflanzlichen Grundstoffen

Anschrift:
Dr. Frauke Gaedcke
c/o Finzelberg's Nachf.
Chemische Werke
Koblenzer Straße 48—54
5470 Andernach/Rhein

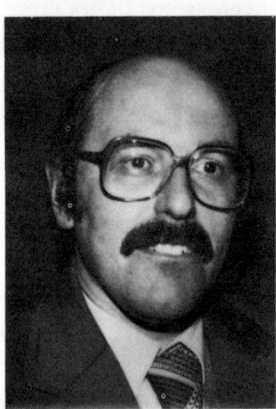

Gerhard Gerster
Beispiele aus Zulassungsverfahren

Anschrift:
Dr. Gerhard Gerster
c/o Müller Göppingen GmbH & Co. KG
Chemisch-pharmazeutische Fabrik
Bahnhofstraße 33—35
7320 Göppingen

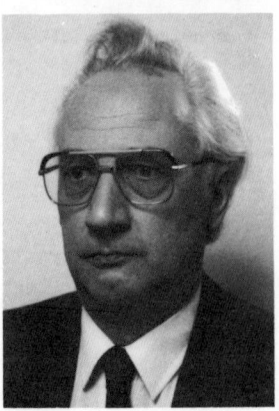

Gerhard Graner
Welcher Aufwand apparativer Analysentechniken ist im Verfahren von Zulassung und Nachzulassung notwendig? (Praxisorientierte Fragen)

Anschrift:
Dr. Gerhard Graner
Öffentlich bestellter und vereidigter Sachverständiger
für pharm. Chemie, Toxikologie und Pharmakognosie
Laboratorium für Arzneimittelprüfung
Fritz-Berne-Straße 47
8000 München 60

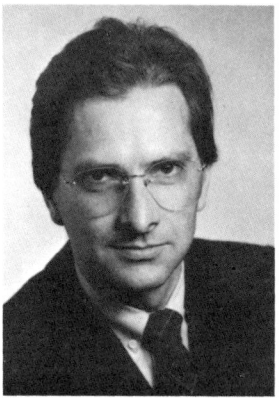

Günther Hanke
Welcher Aufwand apparativer Analysentechniken ist im Verfahren von Zulassung und Nachzulassung notwendig? (Grundsätzliche Überlegungen)

Anschrift:
Dr. Günther Hanke
Einhorn-Apotheke
Sülmerstraße 17
7100 Heilbronn

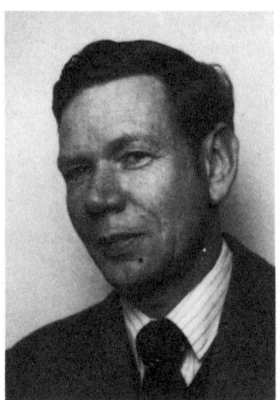

Götz Harnischfeger
Rahmenforderungen für die Standardisierung von Drogen und Extrakten im industriellen Bereich

Anschrift:
Prof. Dr. Götz Harnischfeger
c/o Schaper & Brümmer GmbH & Co. KG
Bahnhofstraße 35
3320 Salzgitter 61

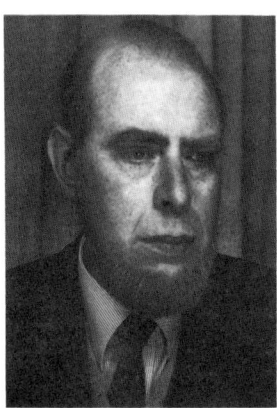

Friedrich W. Hefendehl
Anforderungen an die Qualität pflanzlicher Arzneimittel (auf Basis der Arzneimittel-Prüfrichtlinie — Entwurf)

Anschrift:
Prof. Dr. Friedrich W. Hefendehl
c/o Bundesgesundheitsamt
Institut für Arzneimittel
Seestraße 10
1000 Berlin 65

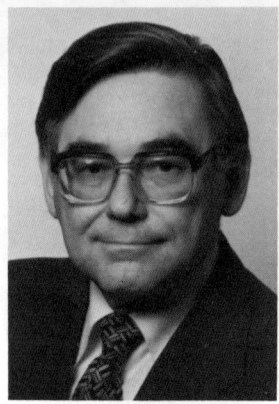

Horst Liebig
Beispiele aus Zulassungsverfahren

Anschrift:
Dr. Horst Liebig
c/o Roha Arzneimittel GmbH & Co.
Rockwinkeler Heerstraße 90—100
2800 Bremen 33

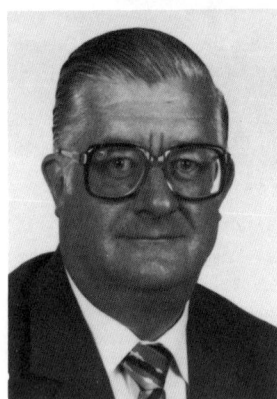

Hans Georg Menßen
Die analytischen Methoden in Arzneibuch und
Arzneimittel-Codex

Anschrift:
Dr. Hans G. Menßen
c/o Nattermann & Cie. GmbH
Nattermannallee 1
5000 Köln 30

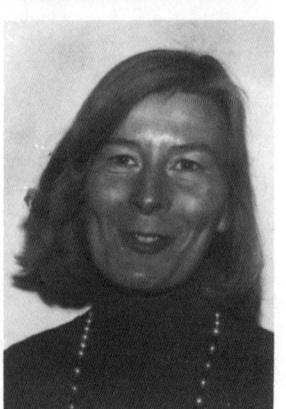

Astrid Nagell
Qualitätssicherung bei Rohstoffen unter besonderer
Berücksichtigung der Pestizid-Analytik

Anschrift:
Dr. Astrid Nagell
c/o Addipharma
Wandalenweg 24
2000 Hamburg 1

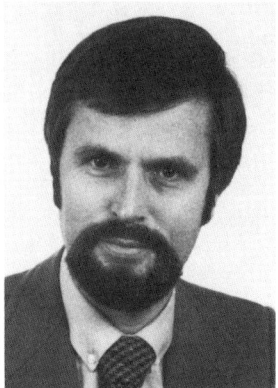

Jürgen Reimann
Keimreduzierende Maßnahmen bei Phytopharmaka

Anschrift:
Dr. Jürgen Reimann
c/o Hermes Arzneimittel GmbH
Georg-Kalb-Straße 5—8
8023 Großhesselohe

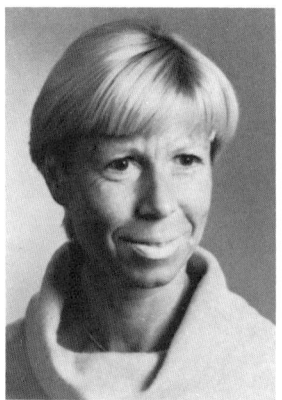

Gudrun Repplinger
Beispiele aus Zulassungsverfahren

Anschrift:
Dr. Gudrun Repplinger
c/o Nattermann & Cie. GmbH
Nattermannallee 1
5000 Köln 30

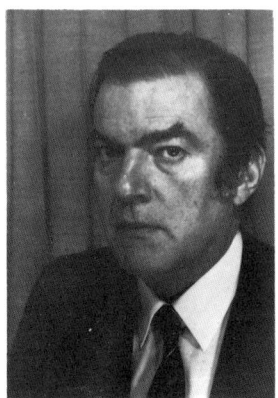

Hanns Schoenenberger
Pharmazeutische Qualität von Phytopharmaka
— Einleitendes Referat zum Thema der Tagung —

Anschrift:
Dr. Hanns Schoenenberger
c/o Walther Schoenenberger
Pflanzensaftwerk GmbH & Co.
Mühlstraße 5—7
7031 Magstadt

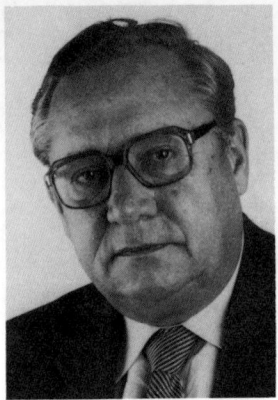

Günther Vogel
Die Bedeutung der pharmazeutischen Qualität für die
therapeutische Wirksamkeit pflanzlicher Arzneimittel

Anschrift:
Prof. Dr. Günther Vogel
c/o Dr. Madaus & Co.
Ostmerheimer Straße 198
5000 Köln 91

Dr. Gerhard Helmstaedter
Vorsitzender des Beirats Wissenschaft im Bundesfachverband
der Arzneimittel-Hersteller

Begrüßung

Sehr verehrte Damen,
sehr geehrte Herren!

Ich begrüße Sie zur Fachtagung des Bundesfachverbandes der Arzneimittel-Hersteller (BHI), die sich das Ziel gesetzt hat, zum Thema einer sinnvollen Analytik als Voraussetzung für erfolgreiche Zulassung und Nachzulassung pflanzlicher Arzneimittel ein Expertengremium aus den damit befaßten pharmazeutischen Unternehmen sprechen zu lassen. Die Referenten seien deshalb besonders herzlich begrüßt. Ihnen ist der Verband zu besonderem Dank dafür verpflichtet, daß sie sich spontan und ausnahmslos für Referate zur Verfügung gestellt haben. Wir sind insbesondere Herrn Prof. Hefendehl vom Bundesgesundheitsamt sehr verbunden, daß er den Entwurf der Arzneimittel-Prüfrichtlinie zum Anlaß nimmt, zu Qualitätsanforderungen aus der Sicht des BGA Stellung zu nehmen.

Mit dieser Fachtagung für unsere Mitglieder ergreift der Verband wiederum die Möglichkeit, aktuelle Themen darzustellen, was er im vergangenen Jahr an zwei Fachtagungen zur Negativliste bzw. Nachzulassung und Aufbereitung wissenschaftlichen Erkenntnismaterials getan hat. Dieser Weg der Hilfe zur Selbsthilfe hat sich bewährt. Er wird deshalb auch in der Zukunft fortgesetzt werden. Die große Anzahl der Teilnehmer dieser Veranstaltung bestätigt, daß der Verband ganz offensichtlich damit auf dem richtigen Wege ist.

Über die Thematik dieser Fachtagung ist auf einem Podiumsgespräch des Verbandes anläßlich der Jahresversammlung 1982 ausführlich diskutiert worden. Der Vorsitzende des Ausschusses ‚Phytopharmaka' unseres Verbandes hat auf der Jahrestagung 1983 das Thema wieder aufgegriffen und hat bereits damals das Vorhaben angekündigt, mit einem erweiterten Kreis von Fachleuten analytische Fragen und hier insbesondere ihre Relevanz zur Wirksamkeit unter den Bedingungen für die phytotherapeutische Therapierichtung ausführlich zu diskutieren.

Der Verband hat Wort gehalten, und ich hoffe, daß diese Veranstaltung in der Tat den Firmen Wege zur sinnvollen Analytik im Rahmen der Zulassung und Nachzulassung pflanzlicher Arzneimittel eröffnet.

Hanns Schoenenberger

Pharmazeutische Qualität von Phytopharmaka

Einleitendes Referat zum Thema der Tagung

Bei der Schaffung des 2. AMG ging der Gesetzgeber ausdrücklich davon aus, die Pluralität der Heilverfahren — und damit zwangsläufig auch die Pluralität der Heilmittel — zu bewahren.

Das Gesetz unterscheidet in seinen Anforderungen für die Zulassung von Arzneimitteln nicht zwischen pflanzlichen und chemischen Arzneimitteln. Dies bedeutet, daß im Prinzip auch bei allen pflanzlichen Arzneimitteln für die Nachzulassung die im Gesetz geforderten Unterlagen vorzulegen sind. Während wir bei den medizinischen und pharmakologisch-toxikologischen Unterlagen hoffnungsvoll auf die zu diesem Zwecke eingerichtete Kommission E beim Bundesgesundheitsamt blicken können, sind die Hersteller von Phytopharmaka bei der Erarbeitung von Qualitätsnormen weitgehend auf sich selbst und auf einen Konsens mit den Zulassungsbehörden angewiesen. Im Ausschuß „Phytopharmaka" des Bundesfachverbandes der Arzneimittel-Hersteller (BHI) spielen deshalb die Diskussionen über die pharmazeutische Qualität pflanzlicher Arzneimittel neben der heute schon zur Routine gewordenen kritischen Beurteilung der neuen Arzneipflanzen-Monographien eine Hauptrolle.

Im § 4 des Arzneimittelgesetzes wird die Qualität folgendermaßen definiert: „Qualität ist die Beschaffenheit eines Arzneimittels, die nach Identität, Gehalt, Reinheit, sonstigen chemischen, physikalischen, biologischen Eigenschaften oder durch das Herstellungsverfahren bestimmt wird." Qualität ist also die *endgültige* Beschaffenheit eines Arzneimittels, und das AMG baut darauf auf, daß diese anerkannten pharmazeutischen Regeln entspricht. Solche pharmazeutischen Regeln — das Arzneibuch ist bekanntlich nur eine davon — umfassen den gesamten Weg eines Arzneimittels bis zum Inverkehrbringen: Von der Beschaffung und Prüfung der Ausgangsstoffe über die sachgemäße Zubereitung bis hin zur ordnungsgemäßen Verpackung und Lagerung. Ziel hierbei ist es, eine gleichbleibende Qualität des hergestellten Arzneimittels zu erreichen, um die Reproduzierbarkeit einer mit diesem Arzneimittel einmal durchgeführten Wirksamkeitsprüfung stets garantieren zu können.

Bei Arzneimitteln, die ausschließlich aus chemisch reinen Grundstoffen hergestellt werden, bereitet die pharmazeutische Qualität und ihre analytische Kontrolle in der Regel keine Schwierigkeiten. Es genügt, von entsprechend geprüften Grundstoffen auszugehen, diese richtig zu dosieren und bei der Herstellung nach den Regeln der pharmazeutischen Kunst zu arbeiten. Die analytische Prüfung am Ende ist dann lediglich eine Kontrolle, ob durch das Herstellungsverfahren eine gleichmäßige Verteilung der Wirkstoffe erreicht wurde.

Anders sieht es bei Phytopharmaka aus. Hier müssen wir als Vorlieferanten auf die Natur zurückgreifen, welche sich — was zu beklagen ist — leider nicht immer an unsere modernen GMP-Richtlinien hält.

Die uns von der Natur gelieferten Rohstoffe unterliegen deshalb in der Regel gewissen Schwankungen, wobei noch hinzukommt, daß es sich bei diesen Rohstoffen nicht etwa um Reinstoffe, sondern um oft sehr komplexe Stoffkombinationen handelt. Hier beginnt nun für uns Hersteller pflanzlicher Arzneimittel die analytische Problematik, die wir lösen müssen und die wir lösen wollen. Denn anders als im Bereich der pharmakologisch-toxikologisch und medizinischen Daten, bei denen auf das wissenschaftliche Erkenntnismaterial der Kommission E Bezug genommen werden kann, müssen wir für jedes einzelne heute noch als zugelassen geltendes Arzneimittel nach Artikel 3, § 7 Abs. 4 AMG bis spätestens Ende 1989 die Unterlagen für die Qualität nach § 22 Abs. 2 Nr. 1 vorlegen.

Diese sind: „Die Ergebnisse physikalischer, chemischer, biologischer oder mikrobiologischer Versuche und die zu ihrer Ermittlung angewandten Methoden", also die Ergebnisse einer analytischen Überprüfung. Die Frage ist nur, was wir eigentlich analytisch überprüfen sollen, vor allem bei pflanzlichen Arzneistoffen, deren Wirkstoffe noch nicht oder nur ungenügend bekannt sind.

Infolge der schon erwähnten Komplexität der pflanzlichen Ausgangsstoffe kann theoretisch ein nahezu unbegrenzter analytischer Aufwand betrieben werden, und eine immer höher entwickelte Geräteindustrie stellt uns hierzu auch immer bessere — und nebenbei bemerkt auch immer teurere — Geräte zur Verfügung. Hier muß das Machbare sorgfältig gegen das Sinnvolle abgewogen werden. Irgendwo zwischen dem maximal Machbaren, aber sowohl vom zeitlichen als auch finanziellen Aufwand her übertriebenen und dem Garnichtstun im Vertrauen auf die Natur, liegt der richtige Weg, der in angemessener Weise zur Erarbeitung, Erhaltung und Prüfung der erforderlichen Qualität richtig ist. Die Wege, wie man zu einer sinnvollen Qualitätsprüfung kommt, können von verschiedenen Herstellern durchaus unterschiedlich gewählt werden, wie auch die Präparate und die galenischen Formen der Phytopharmaka sehr unterschiedlich sind.

Deshalb steht der Untertitel unserer heutigen Veranstaltung auch im Plural: „Wege zur sinnvollen Analytik als Voraussetzung für erfolgreiche Zulassung und Nachzulassung pflanzlicher Arzneimittel."

Verschiedene Wege sind dann als gleichwertig anzusehen, wenn sie gleichermaßen ein fundiertes Urteil über die Qualität eines bestimmten Arzneimittels zulassen. Welcher Weg oder welche analytische Methode von einem einzelnen pharmazeutischen Hersteller gewählt wird, kann von unterschiedlichen Faktoren bestimmt sein. So

z. B. von der apparativen Ausstattung des analytischen Labors, von der Beschaffenheit des Prüfmaterials, von der Anzahl der zu prüfenden Chargen usw. Es gibt sicher auch in den Referaten, die Sie heute hören werden, unterschiedliche Auffassungen darüber, welche Wege sinnvoll sind. Betrachten Sie dies bitte nicht als einen Nachteil, sondern berücksichtigen Sie das Bemühen aller, auf diesem schwierigen pharmazeutischen Gebiet zu einem Konsensus zu kommen, den wir ja schließlich bis Ende 1989 finden müssen. Insoweit sollen die Aussagen der einzelnen Referenten des heutigen Tages auch nicht isoliert betrachtet werden, sondern alle Referate inklusive der Diskussionsbeiträge sind als Gesamtheit anzusehen. Das Ergebnis soll nicht zuletzt auch Eingang in die zur Zeit geführte Diskussion über die vom Bundesminister für Jugend, Familie und Gesundheit vorgelegten Entwürfe zur Arzneimittelprüfrichtlinie nach § 26 und zur Betriebsordnung für pharmazeutische Unternehmer finden.

Alle hier Anwesenden sind sich sicher einig, daß wir phytopharmazeutische Produkte von angemessener und gleichbleibender Qualität herstellen wollen. Dies gilt nicht nur für die Verfahren von Zulassung und Nachzulassung, sondern auch für die tägliche Arbeit. Qualität soll nachprüfbar sein; sie muß es sein, um den Anforderungen des Gesetzes zu entsprechen. Um gute Lösungen hierzu werden wir uns bemühen. Wir müssen jedoch darauf achten, daß sich die Anforderungen in einem Rahmen halten, der für die Herstellung von Phytopharmaka sowohl vom wissenschaftlichen als auch vom finanziellen Standpunkt aus gesehen nicht übertrieben wird.

Kurz gesagt: Es müssen vernünftige, sinnvolle Wege beschritten werden. Die heutige Veranstaltung soll hierzu beitragen, und ich danke bereits jetzt allen Referenten für ihre Bereitschaft, heute hier zu sprechen und für die große Arbeit, die sie zu diesem Zwecke investiert haben.

Günther Vogel

Die Bedeutung der pharmazeutischen Qualität für die therapeutische Wirksamkeit pflanzlicher Arzneimittel

Wenn ich die Ehre habe, anläßlich der Fachtagung des Bundesfachverbandes der Arzneimittelhersteller über ein pharmazeutisches Thema das kurze Eingangsreferat zu halten, so bin ich mir darüber im klaren, daß ich Ihnen aus der Sicht des Arztes und des Pharmakologen nur einige wenige grundsätzliche Gedanken anbieten kann. Es heißt Eulen nach Athen tragen, wenn ich die Feststellung treffe, daß ohne ständig gleichbleibende Qualität — und dies schließt den stets gleichbleibenden Gehalt an Wirkstoffen eines Phytopharmakons ein — eine sichere Therapie mit einer sicheren Dosierung nicht möglich ist. Nach meiner langjährigen Erfahrung als tierexperimentell arbeitender Pharmakologe sowie aus der Zusammenarbeit mit Chemikern und Pharmazeuten weiß ich indes, daß die Garantie einer stets gleichbleibenden Qualität und Zusammensetzung für ein Phytopharmakon wesentlich schwieriger zu gewährleisten ist als für eine synthetisierte Monosubstanz bzw. ein Kombinationspräparat, das eine Mischung synthetisierter Monosubstanzen darstellt. Die Pflanze ist ein lebendes Wesen; ihr Wirkstoffgehalt ist in starkem Maße von Standort und Witterungsbedingungen abhängig. Der Wirkstoffgehalt wildwachsender Heilpflanzen, z. B. der Glykosidgehalt von Adonis vernalis, ist wesentlich stärkeren Schwankungen unterworfen als etwa der von in Kulturen gezüchteter Digitalis lanata. Da die Qualitätssicherung von Phytopharmaka bereits beim Rohstoff einsetzen sollte, muß die Phytopharmaka produzierende Industrie vital daran interessiert sein, überall dort, wo dies technisch möglich und machbar ist, ihre Heilpflanzen in Kulturen zu ziehen.

Ich darf in diesem Kreis als bekannt voraussetzen, daß die Zulassungs- und Aufbereitungskommission für den humanmedizinischen Bereich phytotherapeutische Therapierichtung und Stoffgruppe (Kommission E) beim BGA, der ich derzeit als stellvertretender Vorsitzender angehöre, den gesetzlichen Auftrag hat, die Medizinaldrogen, die als Rohstoff für Phytopharmaka Verwendung finden, hinsichtlich ihrer Wirksamkeit und Unbedenklichkeit zu beurteilen. Im Laufe der letzten zwei Jahre hat die Kommission E ein Schema für die Gliederung sogenannter Kurzmonographien entwickelt, durch die das Urteil über Unbedenklichkeit und Wirksamkeit der Drogen dokumentiert wird (s. Abb. 1). Dieses Schema beinhaltet u. a. Angaben über den Wirkstoff bzw. die Wirkstoffe sowie zur Qualitätssicherung, also pharmazeutische Daten. Nun kann man einwenden, daß der gesetzliche Auftrag der Kommission E ein primär medizinischer und kein pharmazeutischer ist, jedoch ist es unmöglich, Aussagen zu Einzel- oder Tagesdosen zu machen, wenn man nicht gleichzeitig über Daten zum Wirkstoffgehalt verfügt. Aus diesem Grund ist auch der pharmazeutische Aspekt einer Medizinaldroge für die Arbeit der Kommission E unverzichtbar.

BEZEICHNUNG des Arzneimittels (Name der Droge)
BESTANDTEILE des Arzneimittels (Inhaltsstoffe, Wirkstoffe)
DARREICHUNGSFORM
Zusatz: „Zubereitungen aus der Droge entsprechend den Dosierungsangaben"
WIRKUNG
ANWENDUNGSGEBIETE (Indikationen)
GEGENANZEIGEN
NEBENWIRKUNGEN
WECHSELWIRKUNGEN
DOSIERUNG (bezogen auf Wirkstoffe resp. Droge)
QUALITÄTSANFORDERUNG (wenn möglich, Arzneibuch-Monographie)

Evtl. anzugeben:
HALTBARKEIT
LAGERUNG
KOMBINATIONEN

Stand der Information: Datum

Abb. 1 Schema einer Kurzmonographie der Kommission E

Lassen Sie mich in diesem Zusammenhang noch einige Ausführungen über die Arbeit der Kommission E machen. Der Sinn der Nachzulassung sogenannter Altspezialitäten, die nicht nach dem 2. AMG zugelassen, sondern nach altem Recht registriert sind, ist, den derzeit gespaltenen pharmazeutischen Markt aus Alt- und Neuspezialitäten zu vereinheitlichen. Dies läuft darauf hinaus, daß an die Altspezialitäten im Prinzip der gleiche wissenschaftliche Maßstab angelegt werden wird wie an die nach neuem Recht zugelassenen Arzneimittel. Wie die „Vorläufigen Leitsätze für die Aufbereitung des Erkenntnismaterials über Unbedenklichkeit und Wirksamkeit von Arzneimitteln und die Nachzulassung nach Artikel 3 § 7 des Gesetzes zur Neuordnung des Arzneimittelrechts" ausweisen, wird im Prinzip von den Altspezialitäten der gleiche Nachweis für Unbedenklichkeit und Wirksamkeit verlangt wie von den nach neuem Recht zugelassenen Arzneimitteln. Es ist also ein Irrtum zu glauben, der um die Nachzulassung Ansuchende habe lediglich die Daten, die Qualität betreffend, für die Nachzulassung anzugeben. Um jedoch den Herstellern von Altspezialitäten entgegenzukommen, hat der Gesetzgeber die Einrichtung von

Expertenkommissionen vorgesehen, die das wissenschaftliche Erkenntnismaterial, in unserem Fall über Medizinaldrogen, aufzubereiten haben. Wenn die Kommission E das Votum abgegeben hat, eine bestimmte Droge sei unbedenklich und wirksam, braucht der Hersteller eines Fertigarzneimittels auf der Basis dieser Droge keinen besonderen Wirksamkeits- und Unbedenklichkeitsnachweis erbringen. Er braucht also keine praeklinischen und klinischen Daten vorzulegen. Beansprucht er jedoch Indikationen, die über die von der Kommission E anerkannten hinausgehen, muß er konsistentes Material, das seinen Anspruch begründet, vorlegen.

Da nun die Kommission E, die ausschließlich aus ehrenamtlich und nebenberuflich tätigen Experten besteht, diese Aufgabe in der limitierten Zeit unmöglich erfüllen kann, haben die drei Wirtschaftsverbände BPI, BHI und VRH gemeinsam mit der Gesellschaft für Phytotherapie zur Selbsthilfe gegriffen und die „Kooperation Phytopharmaka" gegründet. Diese auf freiwilliger Basis arbeitende „Selbsthilfeorganisation" bereitet das wissenschaftliche Erkenntnismaterial über Drogen pflanzlicher Herkunft auf, läßt zusätzlich Entwürfe von Kurzmonographien für die Kommission E erstellen und ermöglicht damit dieser Kommission ein effizienteres Arbeiten. Wir sind sozusagen ein „Zulieferbetrieb" für die Kommission E.

Aus einem Briefwechsel, den ich mit Herrn Staatssekretär Chory vom BMJFG hatte, sowie aus vielen Veranstaltungen mit Vertretern des BGA geht hervor, daß der Termin der Nachzulassung — 31. 12. 1989 — endgültig ist. Wenn es uns nicht gelingt, bis zu diesem Zeitpunkt ein Votum möglichst über sämtliche Medizinaldrogen abzugeben, hat jeder Hersteller von Phytopharmaka für sein Produkt einen gesonderten Nachweis von Unbedenklichkeit und Wirksamkeit zu erbringen. Es muß daher im vitalen Interesse unserer gesamten Branche sein, in der noch zur Verfügung stehenden Zeit das Erkenntnismaterial für soviel als mögliche Medizinaldrogen aufzubereiten. Ich appelliere daher nochmals an alle hier anwesenden Vertreter Phytopharmaka produzierender Häuser, die Arbeit der „Kooperation Phytopharmaka", die auch von staatlicher Seite als beispielhaft angesehen wird, zu unterstützen. Dies sollte nicht nur durch eine finanzielle Beteiligung erfolgen, sondern vor allem dadurch, daß uns in größerem Ausmaß als bisher sachverständige Bearbeiter für Medizinaldrogen benannt werden, die für den gemeinsamen Zweck und die gemeinsamen Aufgaben unsere Arbeit zum Erfolg führen.

Friedrich W. Hefendehl

Anforderungen an die Qualität pflanzlicher Arzneimittel

Einleitung

Vorträge und Diskussionen über spezifische Fragen der Zulassung von Phytopharmaka bergen die Gefahr in sich, daß hier zwar Detailprobleme ausführlich behandelt werden, nicht aber die Normalbedingungen, die jeder Zulassungsantrag grundsätzlich erfüllen muß.

Solange man dies erkennt, ist eine derartige Spezialisierung nicht gefährlich. Kritisch wird es aber dann, wenn bei einem Zulassungsantrag die „Normalfakten" aus Unkenntnis heraus nicht ausreichend beachtet und daher ungenau oder falsch verstanden werden. Hierzu gehört im Grunde genommen auch die Darstellung unnötiger Fakten in einer Dokumentation.

Nur aus dieser Situation heraus sind folgende Beispiele zu verstehen: 1. Eine seitenlange Darstellung, wie alle Hilfsstoffe an einem Fertigarzneimittel qualitativ und quantitativ nachgewiesen werden. 2. Die Schilderung eines aufwendigen Analysenverfahrens zum quantitativen Nachweis von Konservierungsstoffen am Endprodukt mit Angabe der tolerierten Abweichungen. 3. Die Aufnahme einer quantitativen Bestimmung von Farbstoffen am Endprodukt.

Hier ist nicht der Ort, diese und ähnliche Probleme zu behandeln. Entweder lernt man derartige Grundtatsachen in Seminaren über allgemeine Zulassungsfragen, oder man arbeitet das AMG als Grundlage genau durch und lernt die Einzelprobleme durch genaues Studium der Literatur insbesondere des Entwurfs der Arzneimittelprüfrichtlinien (Teil „Qualität") nach § 26 AMG zusammen mit der EG-Richtlinie 75/318 und ihren Ergänzungen.

Auch mein Vortrag geht von der Voraussetzung aus, daß alle Grundtatsachen für einen Zulassungsantrag bekannt sind. Ich werde nur Fragen, die speziell Phytopharmaka betreffen, herausstellen. Daß das Zulassungsverfahren für Phytopharmaka im Grunde genommen ein ganz normales Verfahren ist, zeigt sich schon bei einem Durcharbeiten des Prüfrichtlinien-Entwurfs. Begriffe wie Drogen, Drogenzubereitungen, Phytopharmaka findet man entweder gar nicht oder sehr am Rande.

Dies leitet über zu einer Betrachtung, welche Stellung die Prüfrichtlinie im Gesamtnetz aller Anforderungen im Zulassungsverfahren hat. Dabei wird im Folgenden nicht getrennt über Zulassung und Verlängerung der Zulassung, die sogenannte Nachzulassung, von Fertigarzneimitteln, die nach Artikel 3 AMG 1976 bis Ende 1989 als zugelassen gelten, berichtet, da es im Bereich der pharmazeutischen Qualität diesen Unterschied gar nicht gibt.

Die Notwendigkeit für die Ausarbeitung einer Prüfrichtlinie ergibt sich aus § 26 AMG. Da die Richtlinie in Form einer Verwaltungsvorschrift erlassen wird, kann sie ohne großen Aufwand laufend dem Stand der wissenschaftlichen Erkenntnis angepaßt werden.

Wichtig ist festzustellen, daß der Inhalt dieser Arzneimittelprüfrichtlinie an die Ausführungen der entsprechenden EG-Richtlinien gebunden ist. Diese EG-Richtlinien waren bisher nicht formell in deutsches Recht transformiert worden, obwohl nach ihnen verfahren wurde. Dies ist nun durch die neue Arzneimittelprüfrichtlinie erfolgt, deren Rahmen aber — um es deutlich zu wiederholen — die EG-Richtlinien bilden. Es sei hier ergänzend berichtet, daß durch den Beitritt der Bundesrepublik zum PIC-Abkommen auch die hier aufgeführten Grundregeln und Richtlinien vom Hersteller zu beachten sind.

Auch die Prüfrichtlinie kann nur einen Rahmen setzen und nicht jede Möglichkeit beschreiben. Sie ist kein Fahrplan, der Ankunfts- und Abfahrtszeiten eines Zuges an jedem einzelnen Bahnhof auf einer festgelegten Strecke fixiert; festgelegt sind Abfahrzeit vom Startbahnhof und die Zielankunft unter Abgabe einiger Zwischenstationen, die angefahren werden müssen.

D. h. eigene Wege können beschritten werden. Dies ist gerade für Phytopharmaka mit ihren vielseitigen Spezialproblemen auch sinnvoll und erforderlich.

Arzneimittelprüfrichtlinie und Phytopharmaka

AMG und EG-Richtlinie berücksichtigen die Besonderheiten von Phytopharmaka nur sehr am Rande; ich kann mir vorstellen, daß der Grund hierfür bei der EG-Richtlinie darin liegt, daß zum Zeitpunkt ihrer Ausarbeitung viele EG-Staaten die Bedeutung der Phytopharmaka und ihre speziellen Probleme gar nicht erkannt haben. Dagegen berücksichtigt die Prüfrichtlinie, ohne speziell ein Kapitel für Phytopharmaka zu beinhalten, eine ganze Reihe von Besonderheiten, die man aus dem Text herausarbeiten muß. Aus dieser Situation kann man sicher nicht ableiten, daß die EG-Richtlinie falsch transformiert wurde; sie ist lediglich präzisiert worden.

Es ist zu erwarten, daß sich diese Präzisierung in der Arzneimittelprüfrichtlinie in zukünftigen EG-Ausarbeitungen niederschlagen wird, zumal eine Reihe von Staaten inzwischen festgestellt haben, welche Bedeutung pflanzliche Arzneimittel auch in ihren Ländern haben. Das Problem der „pflanzenfressenden Deutschen" ist inzwischen internationalisiert worden.

Ehe auf spezielle Passagen der Prüfrichtlinie eingegangen wird, noch ein wichtiger Hinweis vorweg, ohne den vieles mißverständlich wird.

Drogen und Zubereitungen aus Drogen, wie eine Tinktur oder ein Extrakt, gelten als wirksamer Bestandteil, nicht die einzelnen Komponenten, aus denen sich z. B. ein Extrakt zusammensetzt. Das Bundesgesundheitsamt hat hiernach seit langem verfahren, und diese Haltung wird sich natürlich auch nicht ändern.

Wenn auch formal zwischen einer Neuzulassung und einer Verlängerung der Zulassung für den pharmazeutischen Bereich kein Unterschied besteht, so hat er sich doch de facto aus folgender Tatsache ergeben:

Die bisher zur Zulassung eingereichten Phytopharmaka waren überwiegend relativ einfach zusammengesetzte Arzneimittel, für die, nach gewissen Anlaufschwierigkeiten, auch anhand der EG-Richtlinie Wege zur Zulassung gefunden werden konnten. Bei den Anträgen auf Nachzulassung wird sich diese Situation insofern ändern, als der Anteil der komplex zusammengesetzten Phytopharmaka, gemessen an der Gesamtzahl der Anträge, stark zunehmen wird.

Wenn auch mit Hilfe der neuen Prüfrichtlinie diese Aufgabe lösbar sein sollte, möchte ich doch noch auf eine Möglichkeit hinweisen, die sich durch eine Änderung des Artikels 3 des AMG (Überleitungsvorschriften zum AMG) ergeben hat. Ein Arzneimittel kann gemäß Artikel 3 § 7 (2) AMG bis zum Erlöschen der Zulassung auch in geänderter Zusammensetzung der wirksamen Bestandteile nach Art und Menge in den Verkehr gebracht werden, wenn dies in Form einer Änderungsanzeige mitgeteilt wird. In anderen Worten: Ein bislang wirksamkeitsbestimmender Bestandteil kann aus einem Mehrkomponentenpräparat eliminiert werden. Hierdurch wird dem Hersteller die Möglichkeit gegeben, seine Arzneimittelkomposition zu bereinigen, wenn er inzwischen feststellen konnte oder mußte, daß einzelne wirksame Bestandteile in einer Mischung nach dem Stand des Wissens heute nicht mehr haltbar sind, bzw. daß sie inzwischen als bedenklich erkannt wurden.

Sicher trifft diese Situation für eine Reihe von älteren Phytopharmaka zu. Natürlich wird durch eine derartige Reduzierung der Bestandteile auch die analytische Bearbeitung erleichtert, obwohl dies sicher nicht der ausschlaggebende Punkt für eine Präparatbereinigung sein kann.

Zurück zur Prüfrichtlinie: Das Ziel der Prüfrichtlinie liegt mit Blick auf Phytopharmaka zusammengefaßt darin, Präparaten mit nachgewiesener Wirksamkeit dadurch weiterhin ihr Verbleiben auf dem Markt zu ermöglichen, daß in begründeten Fällen Qualitätsprüfungen, die nach den bisher angewendeten Richtlinien am Endprodukt durchgeführt werden mußten, auch auf die Stufen der Halbfertigware oder der Ausgangsstoffe verlagert werden können, wobei zur Sicherung der Qualität und ihrer Reproduzierbarkeit von Charge zu Charge ein großer Wert auf die genaue Beschreibung des Herstellungsverfahrens als Grundlage für dessen reproduzierbaren Ablauf zu legen ist.

Diese neue Regelung gilt zwar nicht ausschließlich für pflanzliche Arzneimittel, hat aber in diesem Bereich eine besondere Bedeutung. Sie kann, um es zu wiederholen, jedoch nur dann praktiziert werden, wenn begründet dargelegt werden kann, daß die entsprechenden Prüfungen nicht am Endprodukt durchgeführt werden können.

Zur Darstellung der verschiedenen Möglichkeiten der Qualitätssicherung, die durch die Prüfrichtlinie abgedeckt sind, möchte ich die Phytopharmaka schematisch in 4 Gruppen einteilen. Die Gefahr, daß diese Schematisierung Übergänge zwischen den einzelnen Gruppen ausschließt, ist deshalb nur scheinbar gegeben, weil jede Zulassung letztendlich eine Einzelentscheidung darstellt, bei der die Besonderheiten jedes Arzneimittels respektiert werden müssen.

Nun zur Darstellung der 4 Gruppen (s. Abb. 1):

Prüfpunkte	Phytopharmaka-Gruppen			
	1	2	3	4
Qualitativer Nachweis der einzelnen wirksamen Bestandteile am Endprodukt	x	x		
Quantitativer Nachweis der einzelnen wirksamen Bestandteile am Endprodukt	x			
Quantiative Gruppenbestimmung der wirksamen Bestandteile am Endprodukt			x	x
Qualitative Gruppenbestimmung der wirksamen Bestandteile am Endprodukt				x
Prüfintensität der Ausgangsstoffe/ Halbfertigware	x	xx	xx	xxx
Genauigkeit der Beschreibung bzw. Festlegung des Herstellungsverfahrens	x	xx	xx	xxx

Abb. 1 Maßnahmen zur Qualitätssicherung von Phytopharmaka

Gruppe 1:
„Normalzulassung"
Jeder einzelne wirksame Bestandteil, auf dessen Definition ich vorhin hingewiesen habe, wird am Endprodukt getrennt qualitativ und quantitativ nachgewiesen. Hierfür müssen Spezifikationen festgeschrieben werden, in denen die einzuhaltenden Grenzwerte festgelegt sind.

Ausgangsstoffe und Halbfertigware werden nach den bekannten, auch in der Prüfrichtlinie festgehaltenen Kriterien geprüft. Das Herstellungsverfahren wird so geschildert, daß es nachvollziehbar wird.

Gruppe 2:
Jeder wirksame Bestandteil wird am Endprodukt einzeln qualitativ nachgewiesen. Anhand der Fakten kann begründet dargestellt werden, daß eine quantitative Bestimmung jedes einzelnen Bestandteils am Endprodukt nicht möglich ist; anstelle dieser Einzelnachweise erfolgen daher eine Gruppenbestimmung oder Gruppenbestimmungen. Die geforderten Bedingungen sind durch eine Spezifikation festzulegen.

Ausgangsstoffe und Halbfertigware werden, neben den üblichen Kriterien, besonders auf ihre quantitative Zusammensetzung geprüft, und bei der Schilderung des Herstellungsverfahrens werden besonders die Punkte hervorgehoben, die belegen, daß im Verlaufe der Produktion keine Veränderungen in der Zusammensetzung der wirksamen Bestandteile erfolgen können.

Gruppe 3:
Aufgrund der Zusammensetzung des Fertigarzneimittels kann begründet dargestellt werden, daß die einzelnen wirksamen Bestandteile am Endprodukt qualitativ und quantitativ nur in Form von Gruppenbestimmungen nachweisbar sind.

Dieses Vorgehen bedingt, daß Ausgangsstoffe und Halbfertigware intensiv auf ihre qualitative und quantitative Zusammensetzung geprüft werden und entsprechende Spezifikationen festgeschrieben werden. Das Herstellungsverfahren ist in allen Stufen so abzusichern, daß die Reproduzierbarkeit der Qualität des Endproduktes gewährleistet werden kann. Die entsprechende Beschreibung ist vorzulegen und darzustellen, wie durch Überwachung gewährleistet ist, daß qualitative und quantitative Stoffveränderungen nicht stattfinden.

Gruppe 4:
Die Komplexität des Arzneimittels, eventuell auch die Konzentration der wirksamen Bestandteile, machen jeden qualitativen und quantitativen Nachweis der wirksamen Bestandteile auch in Form von Gruppenbestimmungen unmöglich.

Daher sind Ausgangsstoffe und Halbfertigware besonders sorgfältig auf ihre qualitative und quantitative Zusammensetzung zu prüfen und für die einzelnen Prüfpunkte exakte Spezifikationen aufzustellen. Das Herstellungsverfahren ist in allen Stufen genau festzulegen und dies zu beschreiben und dabei begründet nachzuweisen, daß mit qualitativen und quantitativen Veränderungen nicht gerechnet werden kann.

Es gilt als selbstverständlich, daß bei allen 4 Gruppen die organoleptischen und physikalischen Parameter zusätzlich geprüft werden.

Ich möchte noch einmal die beiden Voraussetzungen für eine Prüfung nach den Gruppen 2 bis 4 wiederholen:
1. Der Antragsteller muß schlüssig belegen, daß aufgrund der Zusammensetzung seines Arzneimittels die normalen Prüfungen am Endprodukt nicht möglich sind.
2. Es ist nachzuweisen, daß der Aufbau der Qualitätssicherung die Herstellung eines Arzneimittels in reproduzierbarer Qualität erlaubt, so daß alle Grundlagen für einen wiederholbaren therapeutischen Effekt gelegt worden sind.

Ich bin sicher, daß es Schwierigkeiten bereitet, das Arzneimittel, das Sie möglicherweise im Auge haben, voll einer einzelnen Gruppe zuzuordnen, und daß Sie lieber einen Querbalken legen möchten. Diese Einteilung ist eine Hilfskonstruktion, um alle Möglichkeiten klar darzulegen, nicht mehr.

In der Praxis wird es so ein, daß in einem komplex zusammengesetzten Arzneimittel einzelne wirksame Bestandteile in Gruppe 2, andere in Gruppe 3 usw. fallen und entsprechend zu prüfen sind.

Die Art der Qualitätssicherung des Endproduktes schlägt sich natürlich auf die Prüfungen zum Nachweis der Haltbarkeit nieder. Ins Einzelne gehende Vorstellungen können hier nicht entwickelt werden. Es gehört zu den Grundvoraussetzungen der Zulassung und damit in das zu Anfang angesprochene Grundwissen, daß die Prüfungen zur Stabilität eines Fertigarzneimittels belegen müssen, daß der organoleptische, physikalische, chemische und mikrobiologische Zustand des Arzneimittels über die projektierte Haltbarkeitsperiode konstant bleiben muß; „konstant" ist dabei nicht absolut zu sehen. Eine Veränderung innerhalb bestimmter, festgelegter Limits ist zulässig, so z. B. eine Wirkstoffabnahme um 10 %. Dieser Abfall kann in bestimmten Fällen noch stärker sein, wenn er durch Stabilitätszuschläge kompensiert wird. Im Einzelnen verfährt das Amt bei Zuschlägen nach Empfehlungen, die z. B. veröffentlicht wurden in DAZ 120, 2516 (1980) („Empfehlungen für Wirkstoffzuschläge bei Arzneimitteln", 3. November 1980).

Grundsätzlich ist zu berücksichtigen, daß die quantitativen Verfahren, die in der Endkontrolle eingesetzt werden, nicht in jedem Falle geeignet sind, auch die Stabilität zu überprüfen. So kann z. B. die Bestimmung einer Leitsubstanz oder einer Komponente aus einer Wirkstoffgruppe am Endprodukt geeignete quantitative Aussagen zur Konzentration des wirksamen Bestandteils ermöglichen, aber als Stabilitätstest ist dieses Verfahren ungeeignet. Im Bereich der Stabilitätsuntersuchungen haben chromatographische Methoden große Bedeutung. Man muß sich aber darauf einstellen, daß diese Tests multifaktoriell angelegt werden, d. h. selten wird man alleine mit einem Trennsystem überzeugend die Stabilität nachweisen können.

Die Prüfrichtlinie versucht, analytische Schwierigkeiten bei der Stabilitätskontrolle von Phytopharmaka durch zwei Möglichkeiten abzufangen:

1. Die Prüfungen zur Haltbarkeit können bei Arzneimitteln, deren Qualität vorwiegend durch das Herstellungsverfahren gesichert wird, dann auf physikalische und organoleptische Prüfungen beschränkt werden, wenn keine Haltbarkeitsfrist über 12 Monate beansprucht wird.
2. Die Stabilität eines Fertigarzneimittels kann auch durch den Nachweis der Stabilität der einzelnen wirksamen Bestandteile oder Gruppen von wirksamen Bestandteilen belegt werden. Voraussetzung ist, daß das Arzneimittel als solches nicht geprüft werden kann und Interaktionen der einzelnen wirksamen Bestandteile nicht stattfinden können. Es ist selbstverständlich, daß die physikalische und organoleptische Stabilität des Fertigarzneimittels belegt wird.

Bei diesem Vorgehen bestimmt die Stabilität des Bestandteils mit der geringsten Haltbarkeitsdauer die Laufzeit des Fertigarzneimittels.

Ich möchte jetzt noch einige Einzelpunkte aufgreifen, die in der Prüfrichtlinie direkt oder indirekt erwähnt werden und die für Phytopharmaka Bedeutung haben.

1. Qualität von Drogen, die zur Herstellung von galenischen Zubereitungen eingesetzt werden

Ist eine Droge im Arzneibuch monographisch beschrieben, nicht aber eine entsprechende Zubereitung wie z. B. ein Extrakt, so kann man zur Extraktbereitung auch von einer Droge ausgehen, die nicht in allen Aspekten der Arzneibuchbeschreibung entspricht. Voraussetzung ist aber, daß für die eingesetzte Droge eine Monographie vorgelegt wird, die sich in Inhalt und im Aufbau an der entsprechenden Arzneibuch-Monographie orientiert.

In diesem Zusammenhang möchte ich auf das Problem von Drogenauszügen eingehen, die nicht im Betrieb des Herstellers eines Fertigarzneimittels selbst zubereitet werden, sondern an anderer Stelle produziert werden. Diese Frage ist im Zusammenhang mit dem PIC-Abkommen (Pharmazeutische Inspektions Convention) zu sehen, dem die Bundesrepublik beigetreten ist und das seit 18. 9. 1983 hier in Kraft getreten ist.

Im Rahmen dieses Übereinkommens wurden in enger Anlehnung an die GMP-Richtlinien Empfehlungen für Regeln zur sachgemäßen Herstellung von Arzneimitteln veröffentlicht. Sie bestehen aus den Grundregeln und dazu gehörenden Richtlinien, wobei hier die Richtlinie für die Herstellung und Kontrolluntersuchungen im Lohnauftrag interessieren. („Richtlinien für Herstellung und Kontrolluntersuchungen im Lohnauftrag; Anhang zu den Grundregeln für sachgerechte Herstellung pharmazeutischer Produkte [PH 1/72]", Mai 1976, Document PH 3/76.) Die PIC-Vorschriften sollen im Rahmen der Betriebsordnung nach § 54 AMG berücksichtigt werden.

In der zuvor erwähnten PIC-Richtlinie wird ausgeführt: Herstellung im Lohnauftrag kann zu Schwierigkeiten führen, die erfahrungsgemäß nicht auftreten, wenn die Arbeiten innerhalb derselben Firma durchgeführt werden. Diese Aussage können wir aufgrund der bisherigen Zulassungspraxis bestätigen. Weiter wird — inhaltlich wiedergegeben — ausgeführt, daß der Hersteller den Auftraggeber ausreichend informieren muß, welches Material bzw. welche Qualität des Ausgangsmaterials z. B. für eine Extraktherstellung eingesetzt wird und welches Verfahren angewendet wird.

Diese Unterlagen müssen auch Bestandteil des Zulassungsantrages sein. Die allgemein akzeptierte Auffassung, daß eine Qualität nicht in ein Produkt hineingeprüft werden kann, was z. B. der Fall wäre, wenn nur der Extrakt geprüft würde ohne Kenntnis der Ausgangsstoffe und ihrer Zubereitungsweise, findet in der PIC-Richtlinie ihren Niederschlag.

Allein einen Extrakt zu prüfen, ohne Kenntnis der Vorgeschichte, ist vielleicht möglich, wenn man einen hohen Aufwand betreibt, wahrscheinlich aber auch dann unvollkommen. Ein Extrakt als wirksamer Bestandteil ist eben mehr als eine Wirksubstanz, mit Hilfsstoffen versetzt.

Wenn man allerdings die Bedeutung der Begleitstoffe in einem Extrakt verneint und einen stark angereicherten Extrakt einsetzt mit sehr hohem Wirkstoffgehalt, ändert sich die Betrachtungsweise insofern, als jetzt praktisch ein verunreinigter Wirkstoffkomplex vorliegt, für dessen analytische Bearbeitung andere Vorgehensweisen möglich sind.

2. Prüfung von Drogen auf Rückstände von Pflanzenbehandlungsmitteln

a) Pestizide

Die Anforderungen der Pflanzenschutzmittel-Höchstmengenverordnung in der gültigen Fassung vom 24. 6. 1982 (BGBl I, 745 [1982]) müssen erfüllt werden, d. h. es ist zu bestätigen, daß die dort festgelegten Höchstgrenzen nicht überschritten werden.

Ob diese Prüfung von Charge zu Charge durchgeführt werden muß, hat der Verarbeiter aufgrund seiner Kenntnisse selbst zu entscheiden.

b) Begasungsrückstände

Bei einer Begasung von Drogen mit Ethylenoxid muß auf Rückstände von Ethylenoxid, Ethylenchlorhydrin und Ethylenglykol geprüft werden. Die Grenzwerte orientieren sich zur Zeit an den im Federal Register Vol 43, No. 22, Friday June 2, 1978, S. 274—79 angegebenen Höchstwerten. Zwei Fakten müssen berücksichtigt werden:
1. Die inzwischen erfolgte Reduzierung des MAK-Wertes von Ethylenoxid auf 10 ppm erfordert möglicherweise eine Reduzierung der bisher geltenden Höchstwerte.
2. Es sind Bestrebungen im Gange, die Begasung mit Ethylenoxid gänzlich zu verbieten, wobei ich hoffe, daß hier keine übereilten Maßnahmen eingeleitet werden.

Zur Klärung dieser Fragen sollten die Anwender dieses Gases ihre Untersuchungsergebnisse publizieren, welche Reaktionen z. B. dieses Gas mit Drogeninhaltsstoffen eingehen kann und wie Rückstandswerte minimiert werden können.

c) Mikrobiologischer Zustand

Drogen müssen auf ihren mikroskopischen Status untersucht werden, zumal Drogen auf dem Markt erscheinen, die unter offensichtlich völlig unzureichenden hygienischen Bedingungen aufwachsen, geerntet und aufbereitet werden und dadurch Keimzahlen aufweisen, die einem Mikrobiologen kaum verständlich gemacht werden können. Dabei kann eine mikrobiologische Kontamination von Arzneipräparaten sowohl die physikalische als auch die chemische Stabilität beeinträchtigen und auch zu einer Erhöhung der Toxizität führen.

In Übereinstimmung mit verschiedenen Publikationen müssen bei einer Überschreitung der Gesamtkeimzahl von 1×10^4 Keimen und 1×10^2 Hefen und Pilzen in Zubereitungen und 5×10^4 Keimen und 5×10^2 Pilzen und Hefen bei Drogen, jeweils pro Gramm oder Milliliter, vom Antragsteller stichhaltige Begründungen geliefert werden.

Auf Abwesenheit von Escherichia coli und Salmonellen ist besonders zu prüfen.

Für Pseudomonas aeruginosa und Staphylococcus aureus gilt Entsprechendes, es sei denn, der Antragsteller kann begründen, daß diese Prüfung für sein Produkt nicht erforderlich ist.

Bei bestimmten Drogen, vornehmlich, aber nicht ausschließlich fetthaltigen Drogen muß zusätzlich auf Aflatoxine geprüft werden und die Einhaltung der Forderungen der Aflatoxinverordnung bestätigt werden.

3. Einstellung von Drogenauszügen

Angaben und Prüfungen zu eingestellten Drogenauszügen sind zum Teil sehr unvollständig, so daß ich auf dieses Problem hier noch einmal eingehen möchte.

Folgende Angaben erscheinen uns unerläßlich:
a) Art der zugesetzten inerten Bestandteile, also der Substanzen, die zur Einstellung dem Drogenauszug zugesetzt werden. Die Vorlage einer Monographie in Art und Weise wie bei Ausgangsstoffen ist erforderlich.
b) Angabe der Grenzwerte für den Anteil an nativem Drogenauszug im eingestellten Extrakt.
c) Angabe der Grenzwerte für den Gehalt an der Substanz oder Substanzgruppe, für die eine Einstellung erfolgt unter Methodenangabe.
d) Identitätsprüfung auf die inerten Bestandteile.
e) Identitätsprüfung auf den nativen Extrakt durch Vergleich mit einem Standardchromatogramm mit halbquantitativer Auswertung.

Lassen Sie mich zum Abschluß noch auf ein Problem kurz hinweisen, das im Verlaufe dieses Symposiums noch ausführlich dargestellt werden wird: Die Auswahl geeigneter Analysenverfahren. Es ist nach meiner Ansicht nicht möglich, hier einzelne Verfahren vorzuschreiben oder auszuschließen. Jedes Arzneimittel hat seine eigene Identität, die der Hersteller selbst am besten kennt und damit auch zu entscheiden hat, mit welcher Methode er die aussagefähigsten Nachweise für die Qualitätssicherung erzielen kann. Dies hat a priori mit Kosten für ein Gerät zu tun; Grundlage der Untersuchungen müssen auch bei Phytopharmaka nicht hochaufwendige Analysenverfahren sein, die Sinnhaftigkeit steht im Vordergrund.

Zusammenfassung

Es war in dieser Darstellung — und damit knüpfe ich an meine Einleitung an — nicht möglich, alle Aspekte eines Zulassungsantrages zu erörtern. Im Vordergrund standen spezielle Probleme von Phytopharmaka und Zulassungsstrategien, die sich durch den Entwurf einer Prüfrichtlinie ergeben haben. Dieser Entwurf steht zur Diskussion, und es ist Ihre Aufgabe, Änderungen zu beantragen, die jedoch nicht den Rahmen der EG-Richtlinie 75/318 und ihrer Ergänzungen sprengen dürfen. Ich hoffe, daß ich in der Lage war, einige wichtige Punkte des Entwurfs darzustellen und eventuell auch zu verdeutlichen.

Götz Harnischfeger

Rahmenforderungen für die Standardisierung von Drogen und Extrakten im industriellen Bereich

Im § 3 des Arzneimittelgesetzes werden diejenigen Stoffe näher definiert, die zur Festlegung des Arzneimittelbegriffs im § 2 verwendet wurden. Es wird dabei unterschieden zwischen

1. Chemischen Elementen und chemischen Verbindungen sowie deren Lösungen,
2. Pflanzen, Pflanzenteilen und Pflanzenbestandteilen im bearbeiteten oder unbearbeiteten Zustand,
3. Tierkörper, auch lebende Tiere sowie Körperteile, -bestandteile und Stoffwechselprodukte von Mensch oder Tier in bearbeitetem oder unbearbeitetem Zustand,
4. Mikroorganismen einschließlich Viren sowie deren Bestandteile oder Stoffwechselprodukte.

Die Aufgliederung des Gesetzes berücksichtigt damit die Unterschiedlichkeit der Ausgangsstoffe, jedoch sieht das AMG keinen Unterschied, wenn es um die Wirksamkeit der daraus hergestellten Fertigarzneimittel geht. Eine Grundvoraussetzung für die Beurteilung der Wirksamkeit in der Zulassung ist und bleibt eine gleichmäßige Qualität, deren Festlegung und Überprüfung für den Bereich der Phytopharmaka mit erheblichen Problemen verbunden ist. Der Begriff „Qualität" ist dabei durch § 4 Absatz 15 AMG verbindlich definiert als „Beschaffenheit eines Arzneimittels, die nach Identität, Reinheit, Gehalt und sonstigen chemischen, physikalischen und biologischen Eigenschaften oder durch das Herstellungsverfahren bestimmt wird". Eine Beurteilung von Qualität anhand beispielsweise unterschiedlicher qualitativer oder quantitativer Risiken in der Therapie ist daher nicht gefordert und kategorisch abzulehnen.

Diese Interpretation des AMG darf jedoch nicht zu dem Mißverständnis Anlaß geben, daß das Herstellungsverfahren allein für die Qualität ausreichend sei. Ein gleichmäßiges Herstellungsverfahren kann nur dann zu qualitativ hochwertigen Arzneimitteln führen, wenn ein „standardisiertes" Ausgangsmaterial verwendet *und* die Einhaltung der durch den Prozeß vorgegebenen Parameter durch analytische Verfahren überprüft werden kann. Die chargenbegleitende Dokumentation dient dabei als Beleg.

Ein Zurückweichen auf die reine Dokumentation eines gleichgebliebenen Herstellungsverfahrens ist als Alternative jedoch strikt abzulehnen, da die Ungleichmäßigkeiten der Ausgangsstoffe nicht eliminiert, sondern unter Umständen noch potenziert werden. Der entsprechende Passus (§ 4, 15 AMG) darf daher nur bei speziellen, zu begründenden Ausnahmen (z. B. Hochpotenzen in der Homöopathie) Verwendung finden.

Ohne „Standardisierung" des Ausgangsmaterials, hier im angelsächsischen Sprachgebrauch als Wertbestimmung im Vergleich zu einer vorgegebenen Referenzsubstanz, dem Standard, *und* anschließendes Einstellen auf einen vorgegebenen Wert verstanden, ist die Produktion von Qualität erheblich erschwert.

Die Definition des „Ausgangsmaterials", in der vorgeschlagenen Arzneimittelprüfrichtlinie vom 21. September 1983 Ausgangsstoffe genannt, ist dabei für den Bereich der aus Naturprodukten hergestellten Arzneimittel nicht ausreichend.

Extrakte nehmen beispielsweise dabei eine Zwitterstellung ein, da sie einerseits als Fertigarzneimittel (z. B. Tct. Valerianae), andererseits als Ausgangsstoff (z. B. Extr. Valerianae für Baldriandragees) anzusehen sind. Um hier unmißverständlich die Zuordnung durchführen zu können, wird der Begriff folgendermaßen benutzt. Drogen zur Herstellung von Extrakten, die zu einer Arzneiform weiterverarbeitet werden, sind keine Ausgangsstoffe. In diesem Fall ist der Extrakt der Ausgangsstoff (Droge braucht Arzneibuch nicht zu entsprechen). Drogen zur Herstellung einer Teemischung sind jedoch auf der anderen Seite als Ausgangsstoff zu bezeichnen (die Droge muß dem Arzneibuch entsprechen). Dies gilt auch für Tinkturen, wenn diese ohne weitere Bearbeitung oder Standardisierung die Arzneiform darstellen (die Droge muß dem Arzneibuch entsprechen).

Aus dieser Überlegung erfolgt zwanglos, daß der „wirksame Bestandteil" eines aus natürlichen Rohstoffen hergestellten Arzneimittels auch der entsprechende Extrakt sein sollte. Diese Definition führt zu einer konzeptionellen Vereinfachung der praktischen Arbeit. Die Betrachtung eines Extraktes als Summe wirksamer Bestandteile aus rein chemisch zu definierenden Einzelverbindungen im Verbund mit pharmakologisch inerten Koextraktivstoffen wirft außerordentliche Probleme in analytischer Hinsicht auf, ohne in der Sache selbst, nämlich der Gewährleistung einer gleichmäßigen Qualität, wesentlich weiterzuführen. Daher verbietet sie sich aus rein praktischen Gründen. Die o. a. Konzeption erlaubt andererseits, beispielsweise über kennzeichnende Inhaltsstoffe des Extraktes, eine quantitative Einstellung und über charakteristische Chromatogramme eine qualitative Beurteilung des vorliegenden Extraktes in toto. Sie erlaubt auch, Anforderungen des Arzneimittelprüfrichtlinienentwurfs gut zu erfüllen. Als Beispiel aus der Praxis ist das Pankreatin zu nennen, bei dem über die Methode der FIP die Aktivität mehrerer Enzyme als eine Kenngröße zusammengefaßt wird.

Grundforderungen für ausreichende Qualität

Um den o. a. Überlegungen gerecht zu werden, muß ein Rahmenwerk von Anforderungen an die Qualität gelegt werden. Folgende Voraussetzungen sind zu fordern:
1. Die Qualität muß denselben Anforderungen, wie sie für aus synthetischen Wirksubstanzen produzierten Arzneimitteln verlangt werden, entsprechen (GMP, PIC-Richtlinien).
2. Die Prüfpunkte müssen für den medizinischen Einsatz, die galenische Stabilität etc. relevant sein und eine qualitative und quantitative Bewertung ermöglichen.
3. Die Prüfergebnisse sollten durch unterschiedliche Verfahren, multifaktoriell, abgesichert werden (beispielsweise die Identität einer Droge durch pharmakognostische *und* chemische Analytik).
4. Jeder quantitativ vorgegebene Prüfpunkt muß mit Ober- und Untergrenze spezifiziert werden.
5. Spezifikationen und Prüfverfahren sind monographieartig verbindlich festzulegen.
6. Das Herstellungsverfahren muß die Möglichkeit der Einstellung zu einem möglichst frühen Stadium vorsehen.

Für die zu Arzneitees verarbeiteten Drogen gilt ferner, daß
7. die pharmakognostische Prüfung wichtigste Basisprüfung ist. Ein negativer Ausgang wird nicht durch ein positives chemisches Analysenergebnis aufgehoben,
8. die Bewertungsmaßstäbe an die bearbeitete Droge anzulegen sind,
9. die Anforderungen des Arzneibuches als Mindest-, nicht als Höchstforderung anzusehen sind.

Bei Extrakten ist immer im Auge zu behalten, daß die Qualität in hohem Maße von der Einhaltung der Spezifikationen des Ausgangsmaterials abhängt. Eine abschließende Bewertung ist nur durch Zusammenschau von Spezifikation *und* Herstellungsverfahren möglich.

Vorgehen bei der Festlegung der Spezifikationen und Prüfverfahren

Die Erarbeitung zunächst der Spezifikationen und dann der Prüfverfahren hat das Fertigarzneimittel zum Ausgangspunkt zu nehmen. Gleichgültig, ob es sich um ein bereits auf dem Markt befindliches, zur Nachzulassung anstehendes Präparat oder um eine Neuzulassung handelt, muß man zunächst erarbeiten, welche Anforderungen sich aus den Zielvorstellungen ergeben. Zu berücksichtigen bei diesem „Anforderungsprofil" sind:
1. Medizinische Belange
   (Indikationsanspruch, pharmakologische Daten, therapeutische Daten, sonstige Gründe für die Verwendung der Ausgangsdrogen), die schriftlich von den zuständigen Abteilungen des Unternehmens verbindlich festzulegen sind,

2. Technologische Gegebenheiten
(Verarbeitung der Droge, Anreicherung bzw. Abreicherung von Substanzgruppen, Umwandlungen im Herstellungsprozeß, Größenordnung der zur Prüfung in Aussicht genommenen Substanzen im Zwischen- und Endprodukt) und
3. Die Gegebenheiten des Ausgangsmaterials (Forderungen vs. Lieferbarkeit).

Aus der Abstimmung aller drei Kriterien ergibt sich das Anforderungsprofil, von dem sich die Spezifikationen an die Ausgangsdroge, Zwischen- und Endprodukt herleiten und durch das bestimmte Herstellungsverfahren ausgeschlossen bzw. festgelegt werden.

Bei der darauf folgenden Festlegung der Spezifikationen ist stets im Auge zu behalten, daß die Prüfpunkte relevant und prüfbar, die ins Auge gefaßten Methoden durchführbar sind und reproduzierbare und realistische Ergebnisse liefern. Der Vorzug ist multifaktorieller Prüfung zu geben, wobei Grenzwerte vorzugeben sind. Das sich anschließende Arbeitsverfahren für die analytische Entwicklung ist in Abb. 1 für ein bereits im Handel befindliches Produkt beispielhaft dargestellt.

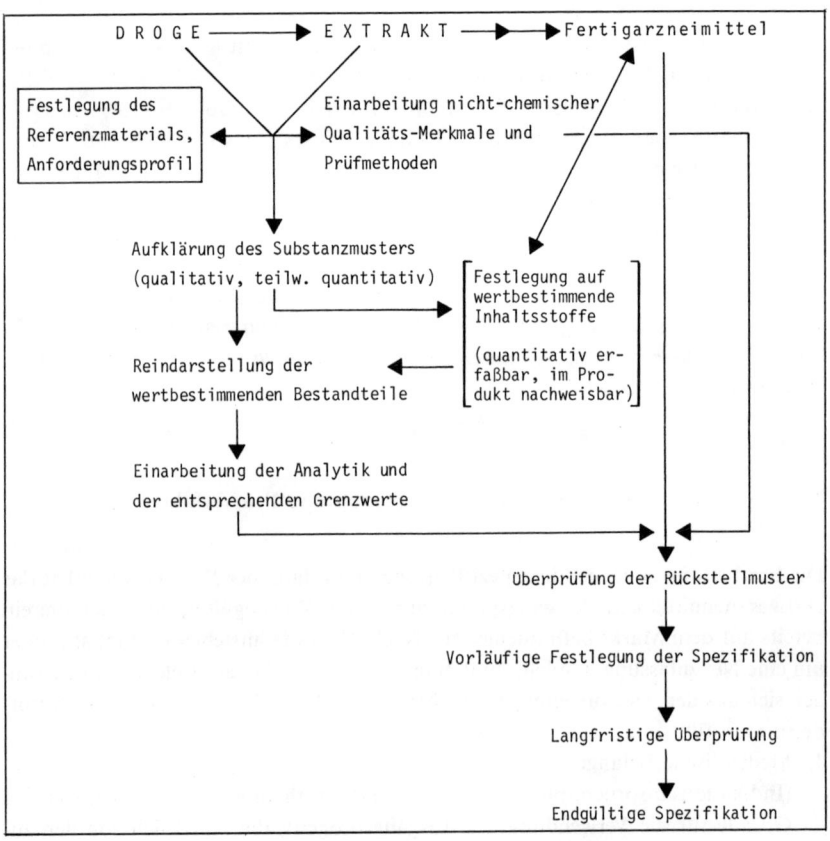

Abb. 1 Darstellung der analytischen Entwicklung für ein Fertigarzneimittel

Vorgehen bei der Festlegung der Spezifikationen und Prüfverfahren 39

Drogenbeschreibung

Die monographieartige Beschreibung der verwendeten Drogen ist in ihren formalen Anforderungen durch die verschiedenen Vorschläge und Leitlinien der Arzneibuchkommissionen und der Weltgesundheitsorganisation festgelegt. Zur inhaltlichen Ausfüllung der einzelnen angeführten Punkte sind jedoch einige Anmerkungen notwendig.

Die Stammpflanze bzw. Stammpflanzen sollten immer nach der internationalen Nomenklatur angegeben werden, die im Index Nominum Genericorum verbindlich festgelegt ist. Für die lateinische Bezeichnung soll der Index Kewensis (Index Kewensis Plantarum Phanerogamarum, Oxford, Clarendon Press) herangezogen werden. Falls möglich, muß in die kurze Beschreibung der Pflanze aufgenommen werden, ob es sich um eine, und um welche, Varietät handelt und ob Sammel- oder Anbaudroge vorliegt. Eine Angabe des geographischen Ursprungs und der Erntezeit ist hilfreich.

Ein Problem stellt immer die Beschreibung der Droge (Ganz-, Schnitt- und Pulverdroge) dar. Anhand dieser Aussage muß das Material einwandfrei zu identifizieren sein, *ohne* daß der Prüfer sie bereits vorher zu Gesicht bekommen hat und auf einen gewissen Erfahrungsschatz zurückgreifen kann. Die Monographien des Arzneibuchs sind in diesem Punkt nur zum Teil vorbildlich. Es muß weiterhin gefordert werden, daß eine klare, mit einfachen Begriffen operierende Darstellung gewählt wird, die von wissenschaftlicher Überfrachtung weitgehend gesäubert ist. Die eigentliche Prüfung im Labor wird ja meistens nicht von Apothekern, sondern vom qualifizierten Hilfspersonal (CTA, PTA) durchgeführt. Eine sich auf das spezifische beschränkende Zeichnung (nicht Photographie!) sagt mehr aus als 50 Seiten Text.

Im Text selbst sind „normierte" Begriffe zu verwenden, die in ihrer Bedeutung einwandfrei festgelegt sind. Eine solche Festlegung existiert zur Zeit nur für botanische Begriffe, allerdings mit dem Nachteil, daß in mancher Beziehung lediglich Spezialisten sie noch aufschlüsseln können.

Kritisch wird es in vielen Fällen, wenn es sich um sensorisch zu erfassende Merkmale wie Gefühl, Geruch, Aussehen, Geschmack handelt. Hier ist auf äußerste Präzision mit genauer Angabe von Referenzsubstanz Wert zu legen. Die alte Angabe für Fructus Conii „charakteristischer Geruch nach Mäuseurin" ist zwar lyrisch aber wegen mangelnder „Referenzsubstanz" in den meisten Fällen unbrauchbar. Solche krassen Beispiele sind im heutigen Arzneibuch nicht zu finden, jedoch gibt bereits die Formulierung „aromatischer Geruch" Grund zu Mißverständnissen.

Prüfverfahren

Die o. a. Beschreibung ist die Grundlage für die verwendeten Prüfmethoden. Pharmakognostisch werden in der Hauptsache bereits geschnittene Drogen zu beurteilen sein. Ganzdrogen werden in den meisten Unternehmen nicht verwendet. Bei der pharmakognostischen Prüfung liegt daher erfahrungsgemäß der Schwerpunkt auf dem Lupenbild, während die mikroskopische Betrachtung von Schnitten wegen des damit verbundenen Aufwands (z. B. bei Hölzern, Wurzeln, Rhizomen) lediglich der Feindiagnostik in Zweifelsfällen dient.

Als durchaus den Ansprüchen voll genügend hat sich die sensorische Prüfung herausgestellt, für die spezielle Prüfverfahren (Duo-Trioprüfung, Dreiecksprüfung) in der Lebensmitteltechnologie entwickelt wurden. Es muß lediglich eine Anpassung an die Gegebenheiten der speziell zu prüfenden Droge erfolgen.

Die verschiedenen Verfahren der phytochemischen Prüfung brauchen, da bekannt, hier nicht weiter erläutert zu werden. Es soll jedoch eindringlich davor gewarnt werden, ihnen wegen der großen Komplexität pflanzlicher Ausgangs- und Wirkstoffe einen zu hohen Stellenwert einzuräumen. Der Traum von der einfachen, aussagekräftigen Methode wird dann schnell zum Alptraum.

Aus diesem Grund sind biologische Prüfmethoden, die in statistisch aussagefähiger Form eine bestimmte, dem zu untersuchenden Produkt oder Ausgangsstoff zuzuordnende Wirkung mit Meßdaten belegen, den chemischen Bestimmungsmethoden als gleichwertig anzusehen. Der Mehraufwand an Material und Zeit sowie die notwendigerweise größeren Toleranzen der Methode werden in vielen Fällen durch die Reduzierung der Komplexität der chemischen Zusammensetzung auf den einzigen Prüfparameter biologische Wirksamkeit mehr als aufgehoben. Das Arzneibuch beschreibt solche Prüfungen bereits für Herzglykoside, hypoglykämische, blutdrucksenkende und histaminartig wirkende Stoffe.

Falls irgend möglich sollen regelmäßige Überprüfungen und Verbesserungen der gewählten Prüfmethoden erfolgen. Dies gilt auch für die Referenzmaterialien. Durch Ringversuche, wo es firmenpolitisch möglich erscheint, sind ihre Zuverlässigkeit und Aussagefähigkeit zu testen und auszuloten.

Bleibt zum Schluß noch die Frage der Relevanz von Zertifikaten der Vorlieferanten. Rechtlich gesehen bleibt die Verantwortung für Qualität immer beim Hersteller und kann nicht auf den Zulieferer abgewälzt werden. Zertifikate sind daher im besten Fall eine Erleichterung, die nach den spezifischen Toleranzen des Verwenders eine Beurteilung erlauben und nur auf der Basis Treu und Glauben akzeptiert werden können, im schlimmsten Fall sind sie wertlos, da durch viele Kriterien (Prinzip der richtigen Mischung von Imponiergehabe und Übervorsicht) die Aussage zur Bedeutungslosigkeit relativiert wird.

Sabine Bladt

Welche Methoden zur Standardisierung von Drogen bzw. pflanzlicher Arzneimittel sind heute praktikabel?

Die Wahl adäquater Analysenmethoden zur Standardisierung hat sich am Typ der Zubereitung, ob Mono-Drogenpräparat, Kombinationspräparat, Forte- oder Mite-Präparat, zu orientieren.

Als *Forte-Präparate* bezeichnet man Zubereitungen mit stark wirkenden Inhaltsstoffen, die eine Sofortwirkung und eine relativ geringe therapeutische Breite besitzen, während *Mite-Präparate* Zubereitungen aus als unbedenklich geltenden Heilpflanzen mit schwachen Wirkungen, ohne starke Nebenwirkungen, mit Langzeitwirkung und relativ großer therapeutischer Breite darstellen.

Für die Analytik kann man in zwei Hauptgruppen unterteilen (s. Schema 1)
Typ I: Mono-Drogen / Forte-Präparate
Typ II: Kombinations-Präparate / Mite-Präparate

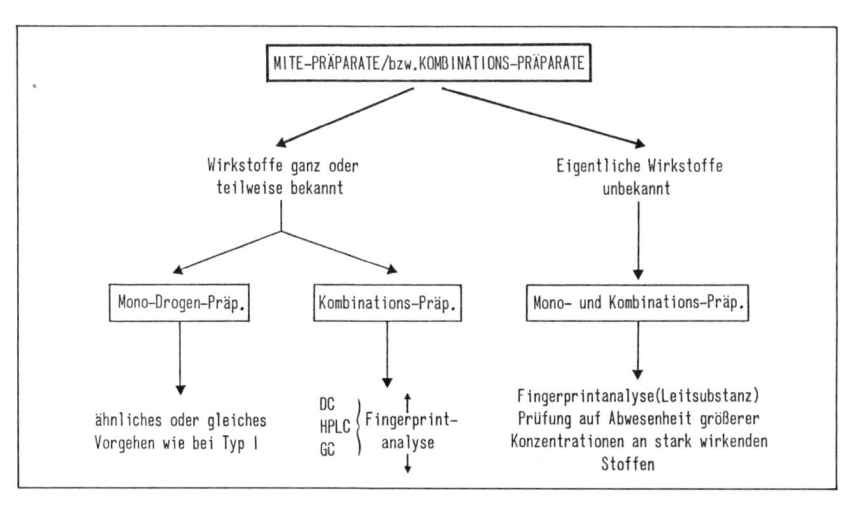

Schema 1 Typ der Zubereitung und Wahl der adäquaten Analysenmethode

A. Mono-Drogen und Forte-Präparate (Typ I)

Mono-Drogen mit stark wirkenden Inhaltsstoffen sind als Forte-Präparate einfach zu standardisieren, da hier in der Regel *chemisch definierte Wirkprinzipien* vorliegen (z. B. Alkaloide/Cardenolide).

In Frage kommen:
Standardmethoden,
HPLC-GC-Methoden und
Biologische Verfahren.

1. *Standardmethoden* oder „*Klassische Analysen-Verfahren*" sind zum Teil in den Arzneibüchern niedergelegt und erprobte Analysevorschriften von Prüfanstalten und der Industrie.

Ihre qualitative Analyse ist in der Praxis durch aussagekräftige DC-Verfahren mit spezifischen Detektionsmethoden, die sich zum Teil an strukturspezifischen Merkmalen bzw. typischen Reaktionen orientieren, möglich. Die Methode zeichnet sich durch eine gute Dokumentierbarkeit aus.

Die Standardisierung basiert zumeist auf bestimmten Inhaltsstoffmustern. Durch Vergleiche mit Referenzverbindungen können die Hauptwirkstoffe sichtbar und durch Fleckenvergleich semiquantitativ bestimmt werden (siehe Ph. Eur., DC-Vorschrift bei Solanaceen-Drogen).

Bei der *quantitativen Bestimmung* werden die Hauptinhaltsstoffe durch Titration, Gravimetrie, Photometrie in einer Gesamt- oder auch Getrennt-Bestimmung unter Bezugnahme auf eine Hauptkomponente erfaßt.

Durch bestimmte Verfahren (Base/Salz bei Alkaloiden) werden diese Hauptwirkstoffe zuvor selektiv von Drogenbegleitstoffen abgetrennt bzw. angereichert.

2. *Gaschromatographie und Hochleistungsflüssigchromatographie*

Diese beiden Methoden sind nur dann anzuwenden, wenn die unter 1. genannten Verfahren *zu wenig aussagekräftig, zu ungenau, zu kompliziert,* also nicht praktikabel sind oder wenn *geeignete Referenzverbindungen fehlen,* wenn z. B. für photometrische Bestimmungen, Referenzsubstanzen im Handel nicht erhältlich, schwierig zu isolieren bzw. rein darzustellen oder instabil sind.

Die *HPLC-Methode* ist dann angebracht
1. wenn die einzelnen Komponenten, z. B. Alkaloide, unterschiedliche Wirkungen zeigen und durch DC- und photometrische Methoden nicht einzeln quantitativ erfaßt werden können,
2. wenn die Bestimmung selektiver und schneller durchführbar oder
3. wenn gleichzeitig eine Fingerprint-Analyse erwünscht ist.

Für die quantitative HPLC-Routine-Bestimmung kann eine Standardsubstanz eingesetzt werden, die einem völlig anderen Strukturtyp als die zu bestimmende Verbindung angehören kann. Für eine photometrische Bestimmung geeignete Referenzverbindungen aufzufinden, bedarf dagegen meist langer Versuchsreihen!

Die *GC-Methode* eignet sich für alle Drogen, die einen unzersetzt flüchtigen Wirkstoffanteil besitzen. Unter den stark wirkenden Mono-Drogen gibt es wenige flüchtige Verbindungen aus der Gruppe der Alkaloide, z. B. Coniin, Arecolin oder Nicotin. Bei Ätherisches Öl enthaltenden Drogen ist die GC die Methode der Wahl.

3. *Biologische Verfahren*

Die biologischen Verfahren sind nur dann im Routineverfahren einzusetzen, wenn
- geeignete Modelle zur Verfügung stehen, die gut reproduzierbare Ergebnisse liefern,
- die biologischen Verfahren direkten Bezug zur Wirksamkeit haben und
- die Aussagekraft in einem vernünftigem Verhältnis zum Versuchsaufwand steht.

Die große Gruppe der Phytopräparate, die die eigentliche Schwierigkeit in der analytischen Erfassung und in der Qualitätssicherung bereiten, sind
- Mono-Drogen ohne stark wirkende Inhaltsstoffe
- Kombinationspräparate, die Drogengemische bzw. Extraktgemische enthalten (Mite-Präparate).

B. Mono-Drogen — Mite-Präparate und Kombinationspräparate (Typ II)

Grundsätzlich ist zu unterscheiden zwischen Präparaten, deren Wirkstoffe ganz oder teilweise bekannt und solchen, in denen die eigentlichen Wirkstoffe völlig unbekannt sind.

Beide Präparateformen entstammen dem erfahrungsmedizinischen Arzneischatz, deren Wirksamkeit bisher zumeist nur durch das Erkenntnismaterial der behandelnden Ärzte in der Praxis erwiesen, aber nicht oder nur selten nach den Kriterien der klinischen Doppelblindstudien bestätigt ist.

Bei Mono-Drogen-Präparaten ist ein ähnliches und zum Teil gleiches Vorgehen wie bei Typ I angezeigt. Hier ist zumeist der Bezug auf sogenannte Leitsubstanzen, die nicht unbedingt das Wirkprinzip repräsentieren, aber für einen Drogenextrakt charakteristisch sind, eine akzeptable Lösung.

Bei Kombinationspräparaten mit nur teilweise bekannten oder gänzlich unbekannten Wirkstoffen, ist *nur* eine Kombination von DC-Fingerprint, HPLC und GC-Analyse zur Gewährleistung gleicher Zusammensetzung der Präparate sinnvoll. Hier ist eine quantitative Bestimmung der für die Ausgangsdrogen charakteristischen Inhaltsstoff-Muster oder Leitsubstanzen nach klassischen Methoden ohne eine erweiterte Analytik durch GC- und HPLC nicht oder nur selten möglich.

Die DC-Fingerprintanalyse versucht, durch geeignete Wahl von Lösungsmittelsystemen ein gut detektierbares Inhaltsstoffmuster, das sich aus polaren und weniger polaren Verbindungen zusammensetzt, zu erhalten. In vielen Fällen gelingt es, nur ein Flavonoid-Säure-Muster zu erhalten.

In besonders günstig gelagerten Fällen, wie am Beispiel der bei uns bearbeiteten *Ilex aquifolium*-Droge gezeigt werden kann, gelingt es, eine charakteristische Leitsubstanz aufzufinden. Bei verschiedenen Anreicherungsversuchen fanden sich bei

Ilex aquifolium Kedde-positive Substanzen, die zwar keine Cardenolide darstellen, aber das Lactongerüst aufweisen, das mit Polynitroverbindungen in alkalischer Lösung Meisenheimer Addukte bildet.

Das Rf-Verhalten entspricht den bekannten Digitalisglykosiden Digitoxin und Digoxin.

Ein anderes Beispiel stellt *Graminis rhizoma* dar. Extrakte verschiedener Polaritätsbereiche ergaben zuerst nur unspezifische und wenig aussagekräftige DC-Bilder. Auch hier war letztendlich nur die routinemäßige Überprüfung auf Inhaltsstoff-Gruppen im Screening-Verfahren erfolgreich. Hier bot sich als gut detektierbare Substanz ein hämolysierendes Saponinglykon als Leitsubstanz an.

An drei Beispielen sollen Standardisierungsmöglichkeiten erläutert werden.

1. Droge und Einzelextrakt mit bekannten Inhaltsstoffen

Laut Literatur enthalten die beiden gebräuchlichen Bryonia-Arten, Bryonia alba und Bryonia cretica ssp. dioica, als charakteristische Inhaltsstoffe Triterpene (Cucurbitacine), die möglicherweise für die verschiedenen beschriebenen Wirkungen verantwortlich sind. Die Unterscheidung beider Extrakte erschien auf Grund des quantitativen Gehaltes dieser Cucurbitacine möglich (s. Tabelle 1).

Tab. 1 Curcubitacine in Bryoniae radix

Bryonia alba:	Cucurbitacin B, D, E, I, J, K, L 1, 2, 23, 24 — Tetrahydrocucurbitacin I sowie das 25-0-β-D-glucosid; das 2-0-β-D-glucosid und das 2,25-Di-0-glucosid; 23, 24-Dihydrocucurbitacin B Iso-23, 24-dihydrocucurbitacin D sowie das 2-0- und 25-0-glucosid und das 2,25-0-diglucosid
Bryonia dioica:	Bryodulcosid (= Bryodulcosigeninglucorhamnosid) Bryogeninglucorhamnosid Bryonosid (= Bryodulcosigenin-3-0-rhamno- glucosid-25-0-diglucosid) Bryosid (=Bryodulcosigenin-3-0-rhamno- glucosid-25-0-glucosid) Bryoamarid (= Cucurbitacin-L-2-0-glucosid) 25-0-Acetylbryoamarid Cucurbitacine B, D, E, I, J, K, L, S 23, 24-Dihydrocucurbitacin B 23, 24-Dihydrocucurbitacin E 1, 2, 23, 24-Tetrahydrocucurbitacin I (teilweise als Glykosid) 2-0-β-D-Glucopyranosyl-cucurbitacin I Elaterinid (= 2-0-β-D-Glucopyranosyl-cucurbitacin E)

Erste DC-Untersuchungen an verschiedenen Bryoniae radix-Handelsmustern wiesen kein völlig übereinstimmendes Cucurbitacin-Muster auf.

Wie ausführliche Untersuchungen von Bauer und Wagner[1] gezeigt haben, sind diese Unterschiede auf Drogen-Herkunft, Extraktions- und Trocknungsverfahren zurückzuführen.

Im mit Wasser hergestellten Extrakt findet man außerdem ausschließlich Cucurbitacin-Aglyka, da die in der Frischpflanze vorliegenden Glucosidasen die vorliegenden Glucoside schnell spalten. Nur der Ethanol-Extrakt (90%) erfaßt intakt die Glykoside. Bei getrockneter Droge sind im wäßrig-ethanolischen Auszug Aglyka und Glykoside enthalten.

Vor der Erstellung eines allgemein gültigen DC-Standardbildes muß daher die Extraktionsart für die Bryonia-Droge festgelegt werden. Nach unseren Untersuchungen führt die Extraktion mit Chloroform zur quantitativen Erfassung der Cucurbitacine, d. h. daß das Standard-DC-Bild immer nur auf einen so hergestellten Extrakt bezogen werden sollte. Das DC-Muster kann photographisch detektiert werden.

Zur *quantitativen Bestimmung* der Cucurbitacine wurden bisher folgende Methoden benutzt:
- Photometrische Direktbestimmung bei 230—270 nm
- Bestimmungen nach Umsetzungen mit Natriummethylat und Messung bei 420 nm oder p-Dimethylaminobenzaldehyd in verdünnter Schwefelsäure und Messung bei 520 nm
- „in situ"-Remissionsmessung oder Lumineszenzmessung

Wegen der wechselnden Zusammensetzung des Aglykon-Glykosid-Musters in Bryoniae radix hat man auch eine photometrische Gesamtbestimmung der Gesamtaglykone nach Hydrolyse-Behandeln des Extraktes vorgeschlagen.

Bei der Übertragung dieser Methode auf Phytopräparate beobachtete man aber größere Abweichungen, da offensichtlich bei der Hydrolyse andere Verbindungen miterfaßt werden.

Eine in unserem Institut entwickelte *HPLC-Methode*[1] liefert einmal einen gut reproduzierbaren Fingerprint, anhand dessen die Bryonia-Droge schnell und leicht von anderen Cucurbitacin-Drogen unterschieden werden kann. Der Nachweis von Cucurbitacinen ist sogar noch in Verdünnungen bis D 4 ohne Anreicherung möglich (siehe Abb. 1).

Wie aus dem DC-Bild deutlich wird, sind Bryoniae albae und B. dioicae radix im Gesamtgehalt der Cucurbitacine unterschiedlich. B. alba zeigt zum Teil nur ca. $^1/_{10}$ des Cucurbitacin-Gehaltes von B. dioica, das zwischen 0,2 und 0,4% liegt. Eine quantitative Bestimmung ist möglich, wenn man Cucurbitacin I Referenzsubstanz als Standard einführt.

---

[1]) Bauer, R. und Wagner, H., DAZ *123* (27), 1313 (1983)

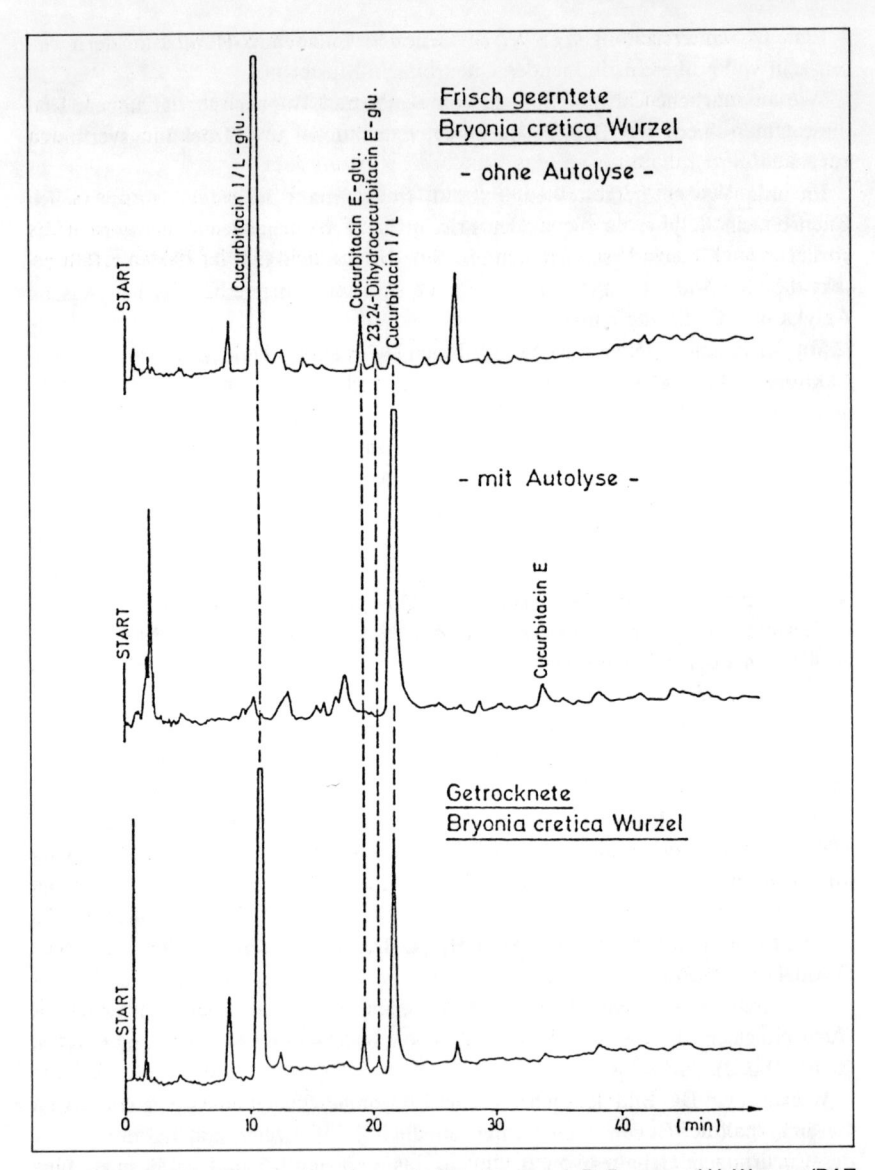

Abb. 1   HPLC-Trennung von Bryoniae radix-Extrakten nach R. Bauer und H. Wagner (DAZ *123* [27], 1313 [1983])

2. Drogen und Präparate, die über Leitsubstanzen standardisierbar sind

Die Wirksamkeit von Echinacea-Drogen und -Präparaten ist durch ärztliches Erfahrungsgut gesichert. Trotz ausführlichen Untersuchungen gelang es bisher nicht, den aufgefundenen Inhaltsstoffen das Wirkprinzip zuzuordnen.
Es sind bisher eine Reihe von Inhaltsstoffen strukturell aufgeklärt worden (s. Tabelle 2), die in Echinacea purpurea und E. angustifolia gemeinsam vorkommen. Es gibt aber auch einige Verbindungen, die eine Unterscheidung der beiden Arten erlauben.

Tab. 2 Inhaltsstoffe in Echinacea angustifolia bzw. Echinacea purpurea

1. Ätherischöl-Bestandteile
2. Echinacosid
3. Flavonoide
4. Polyacetylen-Verbindungen (Polyine)
5. Isobutylamide
6. cis-1,8-Pentadecadien
7. Echinolon
8. verschiedene Inhaltsstoffe:
   β-Sitosterin, Sitosterin-3-β-D-glucosid, Sigmasterin
   ca. 0,02 % Triakontanol
   Behensäuremethylester
   Pentosane, Inulin, reduzierende Zucker, Harzsäuren
9. Polysaccharide

So wurde das *Echinacosid,* ein Acylglykosid, bisher nur in E. angustifolia radix nachgewiesen. Eine Einstellung der E. angustifolia-Wurzeldroge auf Echinacosid wäre sinnvoll, jedoch nicht die Einstellung von Phytopräparaten generell, da einmal Echinacosid in Lösung sehr instabil ist und zum zweiten die Phytopräparate oft aus einer Mischung von Herba- und Radix-Drogenextrakten bzw. auch aus Echinacea purpurea-Wurzel hergestellt wurden.

Zur Standardisierung von *Echinaceae-radix-Droge* bietet sich die Bestimmung des Ätherischen Öl-Anteils an. Neben der quantitativen Angabe des Gesamtölgehaltes, bis zu 1 % in E. angustifolia und 0,4—0,75 % in E. purpurea, sind charakteristische Kennzahlen wie Dichte und optische Drehung bei beiden Echinacea-Wurzeldrogen deutlich verschieden.

Nach der GC-Analyse weist E. angustifoliae radix mindestens 20 Verbindungen mit Geranylisobutyrat (60 %) als Hauptinhaltsstoff auf, wogegen E. purpureae radix ca. 30 Verbindungen in Konzentrationen zwischen 0,1 und 8 % und β-Caryophyllen, zu 18 % die Hauptverbindung, aufweist.

3. Phytokombinationspräparate

Eine denkbare Standardisierungsmethode soll an zwei Phytopharmaka, die jeweils aus 15 bzw. 19 Drogenextrakten zusammengesetzt sind, erläutert werden.

Wegen der überaus komplexen Zusammensetzung der Präparate und der zum größten Teil nicht bekannten Wirkprinzipien der Einzeldrogen kann eine Standardisierung nur über *reproduzierbare, graphisch aufzeichenbare,* chromatische Fingerprints mit Hilfe der DC und HPLC bzw. GC- Analyse erfolgen.

Bei Kombinationspräparaten mit Inhaltsstoffen aus den verschiedensten Polaritätsbereichen genügt eine einzige Fingerprintanalyse sehr häufig nicht mehr. Wir schlagen in solchen Fällen je eine Fingerprintanalyse in einer polaren und unpolaren Extraktion vor.

In unpolaren Extrakten, hergestellt z. B. mit Hexan oder Chloroform, werden lipophile Anteile, Steroide und verschiedene Aglyka erfaßbar.

Mit polaren Lösungsmitteln, wie z. B. Methanol, erhält man bevorzugt Glykoside, Phenolcarbonsäuren, Alkaloide, Zucker usw.

Zur Abtrennung des Ätherischölanteils wird eine Wasserdampf-Rücklaufdestillation durchgeführt.

Die *DC-Analyse* des Hexan-Extraktes eines aus 15 Drogen bestehenden Phytopharmakons, das gegen Blasensteine eingesetzt wird, ergab bei 4 Chargen verschiedener Herstellungsdaten von über zwei Jahren charakteristische und übereinstimmende DC-Bilder sowohl in der UV-Direktauswertung als auch nach Behandlung mit den üblichen schwefelsäurehaltigen Reagenzien, die zur Erfassung vorliegender Verbindungen geeignet waren.

Sowohl der apolare als auch der polare Extraktanteil wird durch photographische Dokumentation in seinem Zonenmuster festgelegt. Dieses Zonen-Muster muß mit geringen Abweichungen übereinstimmen. Es wird eine genaue Beschreibung dessen, was an Zonen

- vorliegen muß,
- vorliegen kann,
- nicht vorliegen darf gegeben.

Die sich anschließende *GC-Analyse* des Wasserdampfdestillates erfaßt zunächst in einem Übersichtschromatogramm (70—250° C) Hauptverbindungen des Ätherischölanteils. Ein gut reproduzierbarer und aussagekräftiger Fingerprint ergab sich im Bereich 200—250° C für die mehr hochsiedenden Verbindungen (z. B. Sesquiterpene). Es wurden jeweils Peakintensitätsvergleiche verschiedener Chargen durchgeführt (siehe Abb. 2).

In der HPLC-Analyse wurden aus zwei Polaritätsbereichen ($CHCl_3$/MeOH-Extrakte) jeweils 4 Chargen geprüft.

Beim Chloroform-Extrakt konnte bei 200 nm ein charakteristischer Fingerprint erhalten werden, wogegen bei 254 nm kaum Peaks sichtbar werden, was auf gesättigte Verbindungen und Nichtaromaten schließen ließ.

Sowohl der Chloroform- als auch der Methanol-Extrakt gaben an C-18-Umkehr-

[FIGURE: GC-Trennung der Wasserdampfdestillate — Charge B und Charge A, x-Achse in min bis 15]

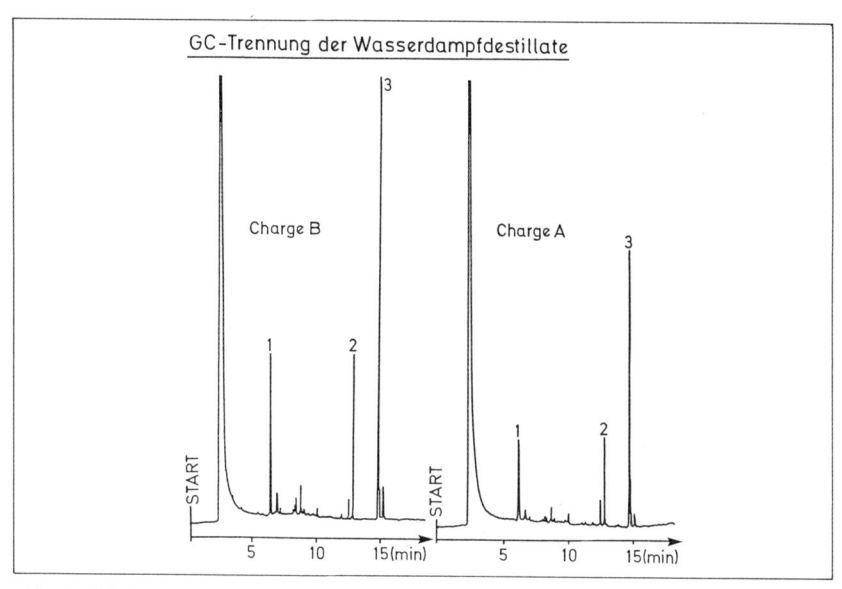

Abb. 2 GC-Trennung der Wasserdampfdestillate eines aus 15 Drogen bestehenden Phytopharmakons

phasen mit Acetonitril in der Gradiententechnik (5%—50% bzw. 10—80% in 20—30 Min.) charakteristische reproduzierbare Fingerprints (siehe Abb. 3 und Abb. 4).

[FIGURE: HPLC-Trennung der Methanolextrakte — Charge A und Charge B]

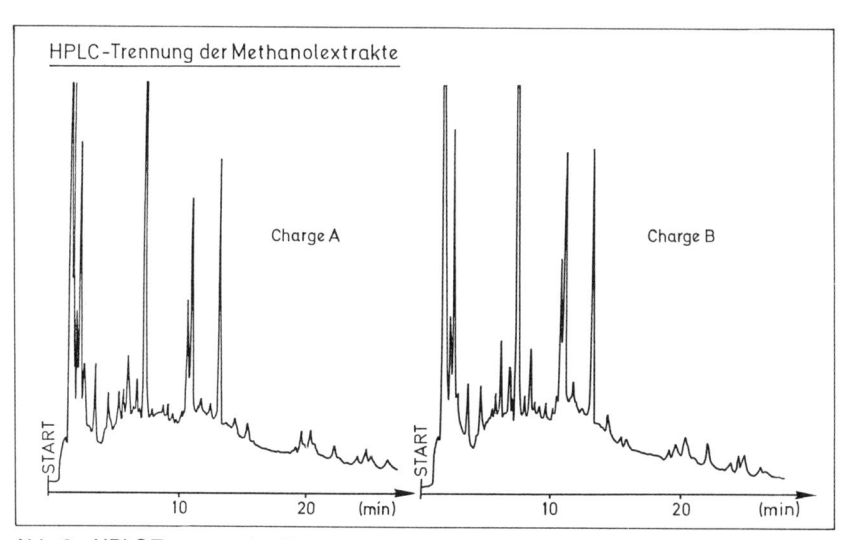

Abb. 3 HPLC-Trennung der Chloroformextrakte eines aus 15 Drogen bestehenden Phytopharmakons

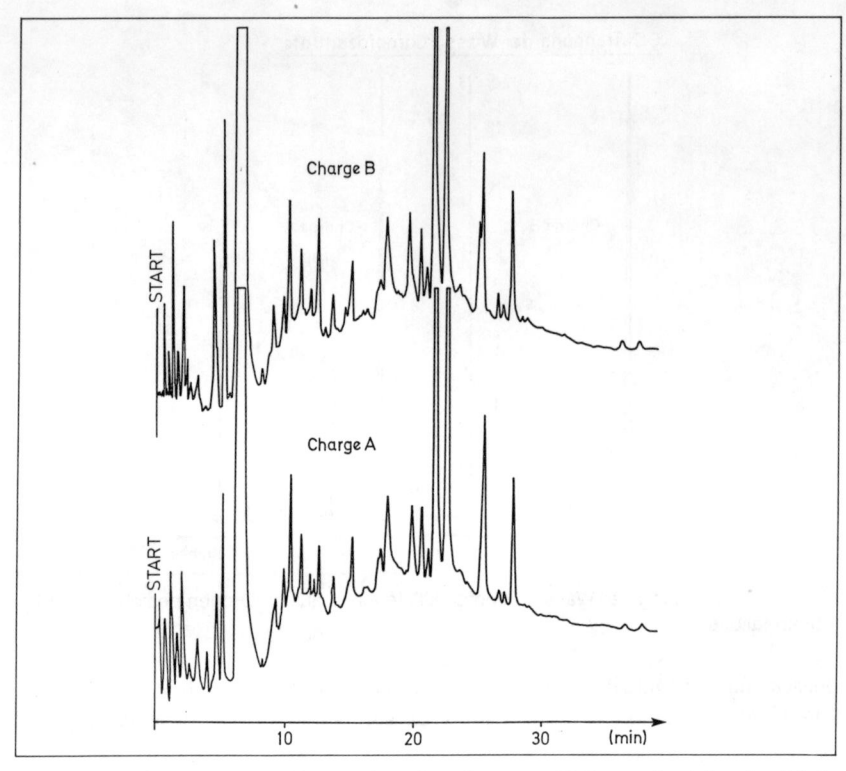

Abb. 4 HPLC-Trennung der Methanolextrakte eines aus 15 Drogen bestehenden Phytopharmakons

Derartige Routine-Analysen (GC 15 Min./HPLC 30 Min.) sind mit Probenvorbereitung in einem Zeitraum von 3 Stunden durchführbar.

Bei dem zweiten Beispiel, einem Lebertherapeutikum (Liv 52) der Ayuvedischen Medizin, erschien nach DC-Untersuchungen der lipophile Anteil des Kombinationspräparates zur Charakterisierung allein geeignet. Die Kapillar-GC der konzentrierten Probelösung zeigte bei hoher Detektorempfindlichkeit über 70 verschiedene Verbindungen auf (Abb. 5). Nach Peakreduktion durch Einspritzen der verdünnten Probelösung ergab sich ein Fingerprint, der nur noch wenige, aber markante Peaks im Bereich hochsiedender Verbindungen (250° C) zeigte.

Das Peakflächen-Verhältnis zweier voneinander getrennter Peaks aus verschiedenen Chargen wurde als Standard eingeführt. Wenn man bedenkt, daß hier nur willkürlich gewählte Peaks als Leitsubstanzen zur Analyse genommen wurden, waren die Schwankungen erstaunlich niedrig.

Kombinationspräparate lassen sich somit durch Fingerprintanalyse über bestimmte Leitsubstanzen normieren.

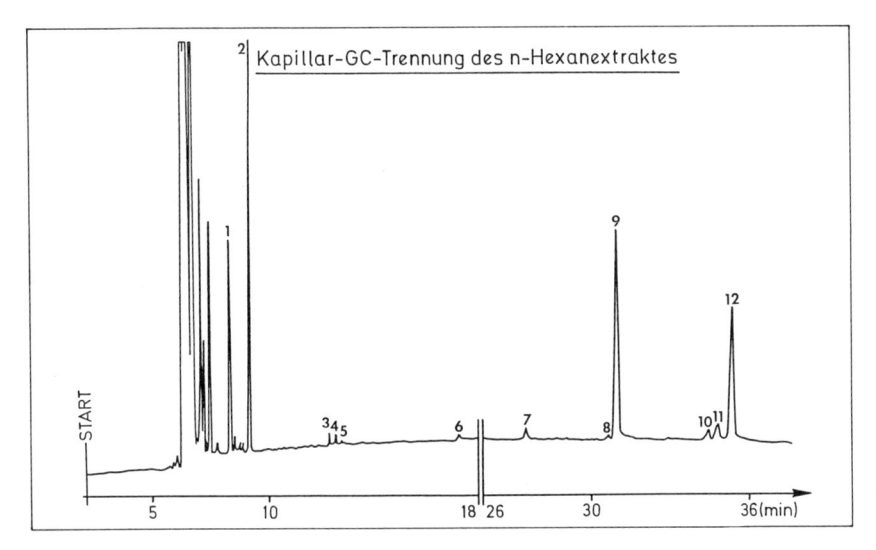

Abb. 5 Kapillar-GC-Trennung des n-Hexanextraktes eines Lebertherapeutikums

Das Analysen-Beispiel zweier Kombinationspräparate zeigt, daß es heute DC-, GC- und HPLC-Verfahren gibt, mit denen die Routinekontrolle und auch eine Standardisierung von Phytomischpräparaten möglich ist.

Diese Verfahren geben Auskunft über eine konstante oder abweichende Zusammensetzung von Phytopräparaten.

Nach dem heutigen Stand der Analysentechnik ist damit die Qualitätssicherung auch von kompliziert zusammengesetzten Präparaten nach den Vorstellungen des Gesetzgebers gegeben.

Hans Georg Menßen

Die analytischen Methoden im Arzneibuch und im Deutschen Arzneimittel-Codex

Mit meinem Beitrag zu dem heutigen Gesamtthema möchte ich nicht auf Einzelmethoden eingehen, sondern aus der Sicht der Europäischen und Deutschen Arzneimittelbuchkommissionen, sowie des Deutschen Arzneimittel-Codex Zusammenhänge, Notwendigkeiten und Anpassungen aufzeigen.

Nach § 55 AMG ist das Arzneibuch definiert als eine Sammlung anerkannter pharmazeutischer Regeln über die Qualität, Prüfung, Lagerung, Abgabe und Bezeichnung von Arzneimitteln. Es wird vom Bundesminister für Jugend, Familie und Gesundheit als Rechtsverordnung mit Zustimmung des Bundesrates erlassen. Arzneimittel dürfen nur hergestellt werden und zur Abgabe an den Verbraucher im Geltungsbereich des AMG in den Verkehr gebracht werden, wenn die in ihnen enthaltenen Stoffe und ihre Darreichungsformen sowie Behältnisse und Umhüllungen, soweit sie mit den Arzneimitteln in Berührung kommen, den geltenden Regeln des Arzneibuches entsprechen.

Die gültige Fassung des Arzneibuches besteht derzeit aus der deutschen Fassung des Europäischen Arzneibuches, 1. Ausgabe (3 Bände), dem Deutschen Arzneibuch, 8. Ausgabe, einschließlich der erschienenen Nachträge, und dem Homöopathischen Arzneibuch, 1. Ausgabe mit zwei Nachträgen.

Die Ablösung der ersten Ausgabe der Ph. Eur. ist erfolgt, *vier* Teilbände der 2. Ausgabe und der Methoden- und Reagenzienteil sind erschienen und mit Ausnahme der deutschsprachigen Länder seit dem 1. Januar 1983 in Kraft. Wir erwarten eine Verbindlichkeit im deutschsprachigen Raum zum 1. Januar 1985.

Eine 3. Verordnung zur Änderung der Verordnung über das Arzneibuch, also Ph. Eur., DAB und HAB nach Maßgabe des 2. Nachtrages ist zum 1. 11. 1983 erschienen.

Bereits in der Pharmacopoea Germanica III, 1891, gibt es den Hinweis, daß „Arzneimittel, welche in dem Arzneibuch für das Deutsche Reich dritte Ausgabe nicht enthalten sind" in einem Ergänzungsbuch zusammenzufassen, sind. Dieses ist erfolgt in den Jahren 1891, 1906 und 1941. Mitte der 60er Jahre begannen die Arbeiten der ABDA an einem Ergänzungsbuch, das viel umfassendere Aufgaben als das alte Ergänzungsbuch haben sollte und schließlich zu dem „Deutschen Arzneimittelcodex (DAC)" führte.

Die Stammlieferung des DAC und die ersten Ergänzungslieferungen hatten verschiedene Angaben und Bestimmungen aus dem Europäischen Arzneibuch übernommen und die Analytik der beschriebenen Substanzen auf diese Vorschriften ausgerichtet. Ein wesentlicher Beweggrund für diese Entscheidung war der Bedeutungswandel, den generell die Arzneibücher in den letzten Jahrzehnten erfahren haben. Das DAB 6 war noch „die Bibel des Apothekers". Heute hat das Arzneibuch für die industriellen Hersteller von Arzneimitteln, für den Handel, für die Kontrolllaboratorien sowie für die mit der Regelung und Überwachung des Arzneimittelverkehrs befaßten Behörden die gleiche oder unter Umständen vielleicht noch eine größere Bedeutung als für die Apotheken.

Grundsätzlich gelten für die Monographien des DAC die „Allgemeinen Vorschriften" des DAB und der Ph. Eur., also des Arzneibuches. Die „Allgemeinen Vorschriften" des DAC enthalten darüber hinaus weitere Angaben, die u. a. die Bewertung von Dünnschichtchromatogrammen, die Bestimmung des Trocknungsverlustes und des Wassergehaltes sowie die Ermittlung der fremden Bestandteile in Drogen betreffen.

Für eine therapeutische Wirksamkeit pflanzlicher Arzneimittel ist von großer Bedeutung die gleichbleibende pharmazeutische Qualität, damit eng verbunden die Qualität der Ausgangsstoffe. Sie erfolgt bzw. muß einheitlich erfolgen nach der Arzneimittelprüfrichtlinie, die nach § 26 AMG 76 erlassen wird, einschließlich der Qualitätsbeurteilung der Richtlinie 75/318 EWG.

Da die Monographien des Arzneibuches für alle in diesem aufgeführten Stoffe, Zubereitungen und Gegenstände gelten, müssen die eingesetzten Ausgangsstoffe den Arzneibuchvorschriften entsprechen.

Danach gilt § 22 Abs. 1 Nr. 15 AMG als erfüllt, wenn die Bestandteile den Vorschriften des Arzneibuches und, soweit darin nicht aufgeführt, denen des Arzneibuches eines der Mitgliedstaaten der Europäischen Gemeinschaften entsprechen. In diesem Fall kann die Beschreibung der Kontrolle der Qualität durch eine Bezugnahme auf das betreffende Arzneibuch ersetzt sein, dies gilt auch für den DAC.

Wenn jedoch ein im Arzneibuch oder im Arzneibuch eines der Mitgliedstaaten der Europäischen Gemeinschaften aufgeführter Ausgangsstoff nach einer Methode zubereitet wurde, bei der möglicherweise Verunreinigungen bleiben, für die in der Monographie dieses Arzneibuches eine Prüfung nicht vorgesehen ist, so muß ein Hinweis auf diese Verunreinigung gefordert werden. Außerdem ist eine geeignete und dem jeweiligen Stand der wissenschaftlichen Erkenntnisse entsprechende Prüfmethode zu verlangen.

Werden Ausgangsstoffe eingesetzt, die nicht in einem Arzneibuch aufgeführt sind, sind *entsprechende Monographien und Analysenmethoden* zu schreiben.

Wir müssen hieraus und aus der Gesamtentwicklung und Bedeutung des Arzneibuches und des Deutschen Arzneimittel-Codex erkennen, daß die Arzneibuchmonographien in den letzten Jahren eine zunehmende Bedeutung erlangt haben und noch weiter erlangen werden (Zulassung von Phytopharmaka, Standardzulassung, Aufbereitung wissenschaftlichen Erkenntnismaterials, Nachzulassung, vorgezogene Nachzulassung).

Aufgrund dieser eindeutigen Tendenz, die ja im übrigen — und das sollten wir nie vergessen — dazu dienen soll, *gewisse Erleichterungen* bei der Zulassung von Phytopharmaka zu erreichen, müssen wir uns fragen, ob diese Monographien und Methoden in der Tat noch in allen Anforderungen zeitgerecht sind und ob die Arzneibuchkommissionen in aller Welt diese Tendenzen bereits erkannt und die besondere Bedeutung der Arzneibücher für die Zulassungsanforderungen sehen.

Ganz eindeutig positiv zu werten ist die Tatsache, daß die Anzahl der pflanzlichen Drogen in dem Arzneibuch *gestiegen ist.* Während in früheren Arzneibücher (z. B. DAB 6; DAB 7) im wesentlichen die „Verpackung" der Droge beschrieben wurde, sind in neuerer Zeit Schwerpunkte *Identität, Reinheit* und *Wertbestimmung.* Insbesondere ist erkennbar, daß von den Anforderungen des DAB 7 und zum DAB 8 ganz wesentlich die Qualitätssicherung und die Kennzeichnung verbessert wurde.

Betrachtet man die zahlreichen Änderungsverordnungen zu den Revisionen, so kann man darüber hinaus erkennen, daß die Arzneibücher sich bemühen, nach dem jeweils gesicherten Stand der wissenschaftlichen Erkenntnisse ihre Vorschriften und Anforderungen anzupassen (entspr. § 26 Abs. 1 AMG).

Eine *angemessene Qualität* heißt eben nicht diejenige, die möglich wäre, sondern die nach dem Stand von Wissenschaft und Technik als ausreichend im Interesse des Gesundheitsschutzes betrachtet wird.

Wünschenswert wäre es sicher, wenn die Kommissionen schneller als bisher ihre Anforderungen an die Praxis angleichen und ohne längere administrative Zeitabläufe bei Ämtern und Behörden verabschieden könnten.

Auf folgende Punkte möchte ich in diesem Zusammenhang aufmerksam machen:

1. Die Beschaffbarkeit der Ausgangsstoffe muß erhalten bleiben

Gerade bei Arzneipflanzen kommt es immer wieder vor, daß Drogen mit den in den Monographien vorgeschriebenen Stammpflanzen nicht erhältlich oder nur schwer in der vorgeschriebenen Qualität zu beschaffen sind.

In verstärktem Maße muß geprüft werden, ob es notwendig ist, weitere chemische Rassen zu einzelnen Drogenmonographien aufzunehmen. Beispiele haben wir bei *Primula* veris bzw. *Primula* elatior, die einen großen Formenreichtum mit Unterarten und Zwischenformen bilden, die in den letzten Jahren als Handelsdrogen häufig anzutreffen sind. Diese Bastarde und Unterarten findet man wesentlich häufiger als Verfälschungen. Ähnlich ist die Situation bei *Arnica montana* oder *Arnica chamissonis* LESS. bzw. *foliosa* (Nutt.) MAGUIRE, wobei die Unterart Arnica genuina sicher nicht in Frage kommt.

Es sollte versucht werden, den Gesetzgeber davon zu überzeugen, daß in begründeten Fällen Ausnahmen zugelassen werden können; diese Ausnahmen müßten später in die Arzneibuchmonographien eingearbeitet werden.

2. Einheitliche bindende Angaben zur Drogenstabilität sollten erarbeitet werden

Es gibt eine Fülle von Unterlagen und Analysenergebnissen zu diesem Thema, abhängig von Behältnissen und Lagerbedingungen. Einzelne Firmen sollten ihre Erfahrungen einbringen, damit sie in den Monographien berücksichtigt werden können.

3. Probenahme von Drogen ist festzulegen

Wie in früheren Arzneibüchern sollten Richtlinien über Art und Umfang von Probenentnahmen erarbeitet werden. Obwohl es unmöglich ist, ein 100% repräsentatives Muster bei Drogen zu ziehen, erscheint eine einheitliche Richtlinie sinnvoll, zumal bei größeren Handelspartien nicht jeder Sack beim Wareneingang geprüft werden kann.

Gerade aus diesen Gründen muß darauf hingewiesen werden, daß in einer zukünftigen Probenahmevorschrift nur Rahmenbedingungen festzulegen sind und die Verantwortlichkeit klar beim Hersteller und beim Handel liegt.

4. Arzneibuchanforderungen sind in einigen Punkten zu überdenken

In der Vergangenheit wurden in aller Welt nicht genügend die Drogenschnitte, die Korngrößen der Drogen, die Siebgrößen berücksichtigt. Es ist eben ein Unterschied, ob ich den Wirkstoffgehalt einer Ganzdroge bestimme und vorschreibe, oder ihn von einem normalen concis-Schnitt, Quadratschnitt oder Feinschnitt ermittle. Die Wirkstoffmengen sind ohne Zweifel unterschiedlich. Diese praktischen Erkenntnisse müßten zukünftig in den Arzneibüchern stärkere Berücksichtigung finden. Der in den Arzneibüchern angegebene Wirkstoffwert als Mindestanforderung sollte auf die jeweilig beschriebene Korngröße/Siebgröße Bezug nehmen können.

5. Geforderte Arzneibuch-Methoden geben die Gesamtbeurteilung

Man stellt immer wieder fest, daß einzelne Prüfer aus Zeitgründen oder auch Kostengründen oder auch aus Bequemlichkeit auf einzelne Prüfungsmethoden zur Beurteilung von Drogen verzichten. Ich kann vor dieser gelegentlichen Praxis nur warnen. Folgende Beispiele mögen das erläutern:
a) Es genügt nicht, beim Rhabarber *nur* die Fluoreszenz als Nachweis von Rhaponticin heranzuziehen. Unbedingt erforderlich ist auch die Dünnschichtchromatographie, wie sie STAHL vorschreibt. Sie werden feststellen, daß bei gelegentlicher positiver Fluoreszenz dennoch im DC kein Rhaponticin vorhanden ist.

b) Gelegentlich tauchen Handelspartien von Rhabarber auf, die aus Pakistan stammen. Abgesehen davon, daß pakistanische Ware meistens ungeschält ist (DAB 8 läßt nur überwiegend geschälte Ware zu), man auch einige kritische Bemerkungen zur quantitativen Arzneibuchmethode machen könnte, enthält die pakistanische Ware *kein Rhein* (oder kaum Rhein) und *kein Aloe-Emodin*. Dafür aber mehr Chrysophanol, Physcion und Emodin. Wenn eine dünnschichtchromatographische Untersuchung bei der Prüfung auf Identität nicht erfolgt, wird dieser Tatbestand nicht festgestellt. Ein geforderter Gehalt auf Hydroxyanthracenderivate berechnet als *Rhein* ist in diesem Fall eindeutig falsch.

Aus diesen beiden Hinweisen mögen Sie entnehmen, daß die Arzneibuchkommissionen mit ihrem Sachverstand nicht ohne Grund alle in den einzelnen Monographien angegebenen Prüfmethoden zur Gesamtbeurteilung der Droge fordern müssen. Es ist richtig und notwendig, auch diese Forderungen von Zeit zu Zeit den wissenschaftlichen Erkenntnissen anzupassen.

6. Internationale Industriepraxis wurde bei den EP-Monographien „Tincturae" und „Extracta" berücksichtigt

Vorausblickend und dem technischen Wissensstand anpassend hat die EP-Kommission diese beiden Monographien bearbeitet. Dabei ist besonders zu erwähnen, daß nur Formulierungen und Normen in der allgemeinen Monographie gewählt wurden, die eine genügende Breite und Möglichkeit gewährleisten. Zur Herstellung sind keine exakten verbindlichen Angaben gemacht worden.

So ist es möglich, die *Tinkturen* sowohl aus einem Spissum-Extrakt, der vorher mit dem billigen Methanol hergestellt wurde, als auch aus der Droge direkt mit Ethanol/Wasser-Gemisch herzustellen.

Oder aber einen Trockenextrakt mit einem indifferenten Verschneidungsmittel einzustellen und nicht mit einem geringwertigeren Extrakt.

Werden Drogen zu Extrakten oder Tinkturen verarbeitet, *kann* ihr Gehalt an wirksamen Bestandteilen anders spezifiziert werden, besonders dann, wenn Extrakte und Tinkturen als Ausgangsstoffe eines Arzneimittels gelten.

Die Bedeutung des Europäischen Arzneibuches wird immer größer. Seine Anwendung ist nicht nur auf die Mitgliedstaaten beschränkt, inzwischen ist es offiziell bzw. halboffiziell auch in anderen Staaten, so z. B. im British Commonwealth und auch in den ehemaligen Kolonien von Frankreich und den Niederlanden. Nationale Interessen sind in vielen Monographien berücksichtigt, aber sehr oft ist eine Kompromißbereitschaft *aller* Staaten und Wissenschaftler bei einem so bedeutenden Werk notwendig.

Gelegentliche Kritiker am Arzneibuch sollten dies stärker berücksichtigen.

Im Deutschen Arzneimittel-Codex (DAC), der in der Bundesrepublik Deutschland wie das nationale Arzneibuch einzuordnen ist, werden Substanzen, Zubereitungen und Analysenmethoden ausgewählt, die für eine Aufnahme in das Arzneibuch nicht oder noch nicht in Frage kommen. In einer größeren Zahl von Monographien werden technologische Hilfsstoffe und spezielle Ausgangsstoffe für Arzneizubereitungen, die im „Neuen Rezeptur-Formularium (NRF)" enthalten sind, neben den Herstellungsvorschriften beschrieben. Der DAC schafft als Loseblattsammlung mit jährlichen Ergänzungslieferungen die Möglichkeit, rasch auf neue Erkenntnisse zu reagieren. Damit trägt dieser wichtige Codex zur Sicherung der Arzneimittelqualität wesentlich bei.

Die große Bedeutung, die heute Arzneibücher insbesondere auch im Hinblick auf die Zulassungsanforderung von Arzneimitteln haben, wirft immer wieder die Frage nach der Reihenfolge der Priorität auf. Sie ist m. E. eindeutig, nämlich
1. Europäische Pharmakopöe
2. Nationale Pharmakopöe, also DAB/DAC
3. Nationale Pharmakopöe EG-Land
4. Kein EG-Land, Pharmakopöe USP

Welche Zukunftsforderungen und -wünsche stellen wir an ein Arzneibuch der 90er Jahre?

1. Bei der Auswahl der Monographien sollten Substanzen stärker nach ihrer Bedeutung, der eingesetzten oder gehandelten Mengen und den wissenschaftlichen Erfahrungen ausgewählt werden.
2. Ein Arzneibuch müßte stärker als bisher die Zulassungsanforderungen berücksichtigen.
3. Neben modernen hochwertigen und sehr genauen an „Überqualität grenzenden Methoden" sind in erster Linie apothekengerechte und „kleineren Firmen angemessene Analysenverfahren" anzustreben.
4. Monographien können verständlicher abgefaßt werden, übersichtlicher und von manchem Beiwerk befreit sein.
5. Es dürfen nur solche Methoden aufgenommen werden, deren Analysenergebnisse leicht und für jedermann reproduzierbar sind.
6. Eindeutige und belegbare Aussagen zur Haltbarkeit von Arzneipflanzen sind erwünscht.
7. Wertbestimmungsangaben müßten abhängig von der Schnittgröße der Drogen festgelegt werden.
8. Richtlinien über Art und Umfang der Probenahmen würden die Qualitätssicherung verbessern.
9. Neuere Erkenntnisse zu morphologischen und anatomischen Merkmalen sollten bei der Festlegung der Stammpflanzen stärker berücksichtigt werden.
10. Praktikable Grenzwerte von Verunreinigungen und Rückständen müssen festgelegt und brauchbare und unschädliche Methoden zur Beseitigung angegeben werden.

Günther Hanke

Welcher Aufwand apparativer Analysentechniken ist im Verfahren von Zulassung und Nachzulassung notwendig?
(Grundsätzliche Überlegungen)

Pflanzliche Ausgangsmaterialien

Anders als beim synthetischen Arzneistoff, der beim Einhalten bestimmter Bedingungen stets in gleicher überprüfbarer Beschaffenheit anfällt, ist bei pflanzlichen Rohprodukten von vornherein mit einer erheblichen Variabilität hinsichtlich der Zusammensetzung zu rechnen (1). Voraussetzung für eine Gehaltsbestimmung ist deshalb immer die Kenntnis eines oder mehrerer Inhaltsstoffe und einer geeigneten Analysenmethode. Relativ unproblematisch ist dies z. B. bei Pflanzeninhaltsstoffen wie Glykosiden oder Alkaloiden. Das Europäische Arzneibuch gibt bei Digitalis eine photometrische Gehaltsbestimmung an und verlangt beim Einsatz von Digitalis purpurea-Blättern eingestelltes Pulver (DAB 8), bei Atropa Belladonna, Belladonnablättern gibt das Arzneibuch eine Säure-Base-Titration an und schreibt ebenso vor, nur eingestelltes Belladonnapulver zu verwenden.

Unabhängig von den *quantitativen* analytischen Problemen der Bestimmungsmethoden einzelner Monodrogen gibt es den großen Bereich der *qualitativen* Bestimmungsmethoden. *Apparative Analysentechnik* bedeutet in aller Regel *quantitative Analytik*. Im folgenden Beitrag soll ein Teilaspekt für den Hersteller von Arzneimitteln aufgezeigt werden, sei er Inhaber einer Apotheke oder in der pharmazeutischen Industrie.

Die Ausstattung eines Labors richtet sich einmal nach den Erfordernissen des gültigen Arzneibuches, bei der Apotheke zusätzlich nach der Apothekenbetriebsordnung. Danach ist es in der Apotheke nicht möglich, spektroskopische oder elektronische Analysenmethoden sowie anspruchsvolle Trennverfahren durchzuführen oder gar den Schwermetallgehalt einer Untersuchungsprobe zu messen. Ein „normales" Apothekenlabor erlaubt derzeit folgende Methoden (2):
- Die Durchführung chemischer Reaktionen
- Die Ermittlung einfacher physikalischer Kennzahlen
- Die quantitative Bestimmung durch Volumetrie und Gravimetrie

- Die mikroskopische Untersuchung
- Einfache chromatographische Verfahren.

Aufbauend auf den Möglichkeiten des Apothekenlabors muß sich der Hersteller von pflanzlichen Arzneimitteln natürlich an dem Stand der heutigen Wissenschaft orientieren.

Analytik der pflanzlichen Arzneimittel

Die analytische Prüfung ist ein wichtiger Faktor im Rahmen der Qualitätsbeurteilung von Arzneimitteln, dies gilt selbstverständlich auch für pflanzliche Zubereitungen. Anders jedoch als bei den synthetischen, sollte man eine Trennung von therapeutischer Wirksamkeit und pharmazeutischer Qualität vornehmen, beides aber nicht aus den Augen verlieren. Der Analytiker ist um klare, reproduzierbare und statistisch gesicherte Ergebnisse bemüht und richtet sein Interesse weniger auf die überlieferten Erfahrungen der Volksmedizin (3).

In der Praxis gibt es relativ wenig Schwierigkeiten, einen Extrakt oder ein Gemisch aus wenigen Bestandteilen exakt zu analysieren und möglicherweise zu standardisieren oder einzustellen. Allerdings mit der Einschränkung, daß es sich um bekannte oder erforschte Inhaltsstoffe handelt. Bei Mischungen aus Drogen mit strukturell ähnlichen Wirkstoffen sind Komplikationen oder gegenseitige Störungen von vornherein zu erwarten. Aus ermittelten Werten lassen sich in aller Regel eindeutige Aussagen über die eingesetzten Rohstoffe in den entsprechenden Arzneimitteln machen. Damit können die gemachten Angaben überprüft werden. Eine automatische Qualitätsverbesserung ist damit aber nicht möglich. Oberstes Prinzip sollte sein: bei der *Herstellung* von Arzneimitteln soviel Qualität wie möglich, bei der *Kontrolle* der Qualität allerdings nur soviel wie nötig. Welche Analysenmethoden können nun diesem Anspruch genügen? Es sind Analysenmethoden, die in aller Regel folgenden Forderungen gerecht werden sollten:
- Ergebnisse in möglichst kurzer Zeit
- mit geringem apparativen Aufwand
- spezifische oder selektive Informationen
- präzise Ergebnisse, d. h. ohne Zufall oder systematische Fehler.

Die analytischen Möglichkeiten im kleineren Labor werden limitiert durch zwei Faktorengruppen:
1. Durch die Qualifikation der Mitarbeiter und der Kapazität der Mitarbeiter.
2. Der Ausstattung des Labors.

Die Mengen an Untersuchungsmaterial, die normalerweise im Labor zur Verfügung stehen, fordern keine speziellen Arbeitstechniken. Schwierigkeiten sind dann voraussehbar, wenn die Probe im Mikrogramm- bis Nanogrammbereich anfällt. Das ist z. B. bei den Prüfungen auf Reinheit der Fall, weil dabei nur Spuren von Verunreinigungen neben den deklarierten Verbindungen zu erfassen sind, die deshalb einen erheblichen apparativen Aufwand, mit entsprechender Routine, erfordern. Folgende Analysengruppen können im kleineren Labor durchgeführt werden:

1. Physikalische Kennzahlen

Die Ermittlung einfacher physikalischer Kennzahlen, wie z. B. Schmelztemperatur bei Feststoffen und Siedetemperatur bei Flüssigkeiten, erfordert einen Probenbedarf in der Größenordnung von einigen mg bzw. einigen ml Substanz und außerdem wenig Zeit. Durch das Einbeziehen des Mischschmelzpunktes, der allerdings nur dann durchgeführt werden kann, wenn authentische Vergleichssubstanzen zur Verfügung stehen, erreicht eine einfache physikalische Bestimmung höchste Spezifität. Diese Art von Bestimmungen ist allerdings für pflanzliche Materialien in aller Regel nicht anwendbar, so daß mit dieser Methode chemisch definierte Hilfsstoffe untersucht werden können.

Die Messung des Brechungsindex stellt jedoch für ätherische Öle und andere Substanzen oft nicht nur eine pauschale Aussage dar, sondern kann eine höchst effiziente Methode sein.

2. Chemische Reaktionen

Chemische Reaktionen zum Nachweis von Wirkstoffen sind dann sinnvoll, wenn sie visuell wahrnehmbare Reaktionsprodukte liefern. In Frage kommen Farbreaktionen oder die Bildung amorpher bzw. kristalliner Niederschläge. Den Farbreaktionen ist der Vorzug zu geben, weil sie in der Regel mit kleinsten Substanzmengen und auch als Tüpfelreaktionen durchgeführt werden können. Dabei kann man sich durchaus der heute üblichen Mikrotechnik bedienen, die mit Mikro-Reagenzgläschen, Uhrgläschen und Glaskapillaren arbeitet, was auf der einen Seite teure Reagenzien, Raum und Energie spart und darüberhinaus einen Beitrag zur Verminderung der Umweltbelastung leistet.

Bei der Beurteilung analytischer Methoden nimmt die Nachweisgrenze eine dominierende Position ein. Interessant erscheint hierbei ein Vergleich der Dünnschichtchromatographie mit den spektroskopischen Methoden:

Wir bewegen uns also bei der Anwendung der DC und der Hochleistungs-DC zwischen den Nachweisgrenzen von größenordnungsmäßig 100—1 Nanogramm, was für die Problematik, die den Hersteller von Phytopharmaka tangiert, in der Regel völlig ausreicht. Für Reinheitsprüfungen und haltbarkeitsspezifische Untersuchungen im Labor sind die DC und die Hochleistungs-DC bestens geeignet.

Eine weitere Möglichkeit besteht darin, daß mit einfachen Mitteln und geringem Zeitaufwand im Labor eine Aussage von hoher Präzision erreicht wird, besonders dann, wenn Farbreaktionen mit dem Ergebnis der dünnschichtchromatographischen

Tab. 1 Nachweisgrenze

Methode	Nachweisgrenze			
	μg		ng	
Photometrie	1	bis 0,1	1000	bis 100
DC	0,1	bis 0,01	100	bis 10
HPTLC	etwa 0,01		etwa 10	
Fluorimetrie	0,01	bis 0,001	10	bis 1
HPLC	0,01	bis 0,001	10	bis 1
GC	0,0001	bis 0,00001	0,1	bis 0,01
GC/MS	etwa 0,00001		etwa 0,01	

Aus: Roth, H. J.: Apothekengerechte Untersuchungsmethoden, Deutsche Apothekerzeitung *122*, 1643—1644 (1984)

Tab. 2 Normalerweise erfaßbare Mengen und Erfassungsgrenzen bei Anwendung wichtiger analytischer Verfahren (nach Hoffmann) (4)

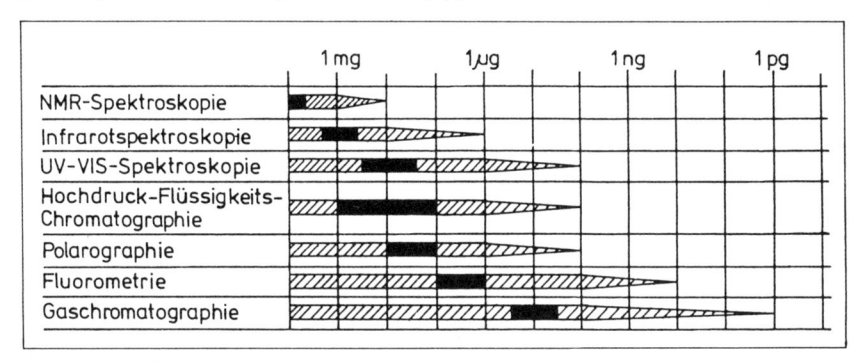

Aus: Hanke, G.: Reinigungsmaßnahmen, Acta Pharm. Technol. 3, 187—195 (1977)

Charakterisierung kombiniert werden können. Als Beispiel, wie die Dünnschichtchromatographie ausgebaut werden kann, soll die Qualitätsüberprüfung eines pflanzlichen Arzneimittels mit einem chemischen Bestandteil dienen (5):

Ein Abführ-Dragee enthält neben Pflanzenextrakten 2,5 mg Bisacodyl, das nach dem Content-Uniformity-Test ausgewertet wurde.

Zum Erhalt der einzelnen Analysenwerte wurde nach dem Entwickeln der Platte eine Fluoreszenzmessung durchgeführt. Dazu diente ein Auswertegerät (Vitatron TLD 100 mit Integrator und Schreiber).

Erst durch eine bestimmte Auftragetechnik, der sogenannte Datapair-Technik, konnte eine beachtliche Verbesserung der Analysengenauigkeit bei denjenigen Platten erreicht werden, deren Adsorptionsschicht nicht gleichmäßig war.

Man kann deshalb also nicht automatisch darauf vertrauen, daß man mit der Verwendung eines Analysengerätes automatisch auch bessere oder aussagekräftigere Analysenergebnisse bekommt. Bei einem Content-Uniformity-Test hätte eine Charge aufgrund der gefundenen Werte gesperrt werden müssen. Aus den durchgeführten

Vergleichsmessungen, die man heute mit dem neudeutschen Wort „Validation" oder Validierung belegt hätte, wußte man jedoch, daß allein der Analysenfehler dafür verantwortlich gewesen wäre!

Deshalb ist es bei der quantitativen Dünnschichtchromatographie besonders wichtig, die Abhängigkeit der Analysenwerte von der Beschaffenheit der Platten weitestgehend auszuschalten, was durch entsprechende Auftrage-Techniken möglich ist.

Die quantitative DC wurde zwar in den vergangenen Jahren durch die GC und HPLC stark bedrängt, aber nicht verdrängt. Im Gegenteil, die Konkurrenz der GC und HPLC hat die Weiterentwicklung der quantitativen DC angeregt und neue Impulse gegeben.

Ausgehend von der theoretisch-mathematischen Erfassung der physikalischen Vorgänge bei der Gaschromatographie (GC) und Hochleistungs-Flüssigkeitschromatographie (HPLC) wurde auch die DC verbessert. Es wurden neue Platten und Geräte entwickelt, mit deren Hilfe die Parameter der DC genauso gut beherrschbar sind wie diejenigen der HPLC. Deshalb nennt man diese verbesserte DC heute Hochleistungs-Dünnschichtchromatographie (HPDC) oder in Englisch HPTLC (High Performance Thin Layer Chromatography).

Aber auch ohne teure Apparate kann man mit einfachen halbquantitativen Methoden akzeptable Analysenergebnisse erhalten. So kann durch visuellen Vergleich mit Flecken einer Konzentrationsreihe relativ genau der Wert der untersuchten Probe festgelegt werden.

Eine weitere Möglichkeit besteht im Abkratzen der Flecken, Elution und spektralphotometrischer Bestimmung des Filtrats. Die Photometrie kann als weitere apparative Untersuchungsmethode im Bereich der Drogenanalytik angesehen werden. So wurde erst kürzlich von H. Glasl (6) eine Gehaltsbestimmung von Gerbstoffdrogen vorgestellt, und zwar für die Drogen Gallae, Hamamelidis folium, Quercus cortex, Ratanhiae radix, Thea nigra, Tormentillae radix und Uvae ursi folium.

Das grundsätzliche Problem der Analytik bei Phyto-Arzneimitteln ist ihre Komplexizität, so daß möglicherweise exakte Analysenergebnisse mit geringem oder hohem apparativen Aufwand erhalten werden können, eine sinnvolle Aussage über die „Qualität" des Arzneimittels im Sinne eines Wirkungsnachweises damit aber nicht sinnvoll oder machbar ist.

Ich habe einmal scherzhaft bei der Diskussion um die Standardisierung von Drogen mit Hilfe der sogenannten Leitsubstanzen von „Pferdeäpfel-Einheiten" gesprochen, um eine möglicherweise unsinnige Festlegung der Analytik auf nicht aussagefähige Substanzen zu charakterisieren. Eine Festlegung der Analytik auf bestimmte Inhaltsstoffe — als Beispiel sollen hier die Valepotriate von Valerianae radix genügen — sind für den Analytiker natürlich nur zu begrüßen, für die „Qualität" des Phytopharmakons, wie vorher erwähnt, aber nicht unproblematisch.

Erst durch die Festlegung der Analytik kann eine hochgezüchtete Automatik und Elektronik sinnvoll genutzt werden, so kann man in der Automobil-Industrie Roboter auch nur für gleichförmige, immer wiederkehrende Tätigkeiten einsetzen.

Analysenautomation mit aufwendiger Apparatur ist bei kleiner Analysenzahl und einer nicht täglich mehrere Stunden laufenden Anwendung weder sinnvoll noch bezahlbar. Für die tägliche Routine-Analytik kann sie allerdings auch bei Phytopräparaten notwendig werden.
Dies ist weniger eine Frage der Analysenmöglichkeit als der Wirtschaftlichkeit.
Normalerweise kommen die durchzuführenden Analysen bei Phytopräparaten nur von Zeit zu Zeit vor, so daß der apparative Aufwand sich nur an den Kriterien der Verhältnismäßigkeit orientieren kann.

Zusammenfassung

Der Beitrag sollte die Möglichkeiten einer vernünftigen apparativen Analytik aufzeigen, die aus den Anforderungen eines Apothekenlabors gewachsen, kleineren Labors der Pharma-Industrie möglich ist und nicht automatisch zu schlechteren Analysenergebnissen führen muß. Bei der Durchführung der Analysen muß man die Gesamtheit der Anforderungen an die Qualität eines Arzneimittels im Auge behalten, da man nicht isoliert die Qualität als eine Frage der Analytik betrachten kann, sondern die Qualität als sinnvolles Zusammenspiel aller Parameter anzusehen hat. Es ist deshalb die Frage, welcher Aufwand apparativer Analysentechniken bei Phytopharmaka notwendig ist, eindeutig zu beantworten: Es hängt im Einzelfall immer von der Möglichkeit und Notwendigkeit der Aussage des Analysenergebnisses ab.

Literatur

(1) Menßen, H. G. in: Hanke, G.: Qualität pflanzlicher Arzneimittel, Paperback APV Band 11, 65 (1984)
(2) Roth, H. J.: Apothekengerechte Untersuchungsmethoden, Deutsche Apotheker Zeitung *122*, 1643—1644 (1982)
(3) Steinigen, M. in: Hanke, G.: Qualität pflanzlicher Arzneimittel, Paperback APV Band 11, 116 (1984)
(4) Hanke, G.: Reinigungsmaßnahmen, Acta Pharm. Technol. 3, 187—195 (1977)
(5) Hanke, G. und Schmidt, Th.: Einfluß der Plattenqualität auf die quantitative Direktauswertung in der DC durch Fluoreszenzminderung, Deutsche Apotheker Zeitung, *119* (28) 1130—1132 (1979)
(6) Glasl, H.: Zur Photometrie in der Drogenstandardisierung, Deutscher Apotheker Zeitung, *123*, 1979—1987 (1983)

Gerhard Graner

Welcher Aufwand apparativer Analysentechniken ist im Verfahren von Zulassung und Nachzulassung notwendig?
(Praxisorientierte Fragen)

Die pauschal gestellte Frage nach dem apparativen Aufwand bei der Analytik zur Qualitätssicherung von Phytopharmaka kann nur ganz spezifisch für einzelne Phytopharmaka oder wenigstens für einzelne Gruppen dieser Präparate beantwortet werden.

Bei synthetischen Arzneimitteln sind die Wirkstoffe bekannt und im allgemeinen auch chemisch definiert. In diesen Fällen kann mit der quantitativen Wirkstoffbestimmung unter Berücksichtigung des Dosis-Wirkung-Prinzipes die Wirksamkeit eines Arzneimittels bestimmt werden. Bei Phytopharmaka ist in der Mehrzahl der Fälle die Wirkung, nicht aber der Wirkstoff bekannt, obwohl seit vielen Jahrzehnten entsprechende Anstrengungen unternommen werden.

Erst nach dem Zweiten Weltkrieg nahm bei uns die Naturstoffanalytik einen raschen Aufschwung durch Einführung neuer oder wieder aktualisierter Analysenmethoden, verbunden mit der raschen Entwicklung entsprechender technischer Geräte.

Die Entwicklung der Chromatographie von Papierchromatographie über Säulen-Chromatographie, DC, GC, HPLC als Trennungsmethoden, mit entsprechenden Detektionsmethoden, wie Farbreaktionen in situ, Colorimetrie, Spektralphotometrie und anderen physikalischen Methoden soll als Beispiel dienen.

Eine Vielzahl von Drogen wurde bearbeitet und deren Inhaltsstoffe aufgeklärt. Die mit den isolierten Inhaltsstoffen durchgeführten pharmakologischen Versuche konnten jedoch in den meisten Fällen unter Berücksichtigung einer Dosis-Wirkung-Beziehung keine Übereinstimmung mit den Erfahrungen der Phytotherapie mit den entsprechenden Drogen oder deren Zubereitungen bringen. D. h. einzelne Inhaltsstoffe konnten nur selten in der vorgefundenen Konzentration als für die therapeutische Wirkung verantwortlich erkannt werden.

Diese Inhaltsstoffe können aber als Leitsubstanzen in der Analytik von Phytopharmaka Bedeutung haben. Dabei gehen wir davon aus, daß die Droge eine Zubereitung von Wirkstoffen ist von stets gleichbleibender Zusammensetzung.

Die Analytik solcher Phytopharmaka wird also einen anderen Stellenwert haben müssen als die Analytik von Arzneimitteln, die einen chemisch definierten Wirkstoff, ob einzeln oder in Kombination mit anderen, enthalten.

Eine Analysenmethode, gleichgültig mit welchem apparativen Aufwand sie verbunden ist, kann nur Qualität bestätigen, niemals Qualität schaffen. Analysenmethoden zur Qualitätssicherung eines Arzneimittels müssen unter Berücksichtigung des Prinzipes der Verhältnismäßigkeit der Mittel, der wirtschaftlichen Durchführbarkeit, als Merkmale ihres Umfeldes und der notwendigen Empfindlichkeit, Reproduzierbarkeit und Fehlerbreite als ihrer eigenen Merkmale ausgesucht bzw. erarbeitet werden. Die Analysenmethoden zur Qualitätssicherung bei der Arzneimittel-Herstellung werden sich von den wissenschaftlichen Analysenmethoden, wie sie bei der Auffindung und Aufklärung von Pflanzeninhaltsstoffen angewandt werden müssen, unterscheiden dürfen. Nicht der apparative Aufwand entscheidet über die Brauchbarkeit einer Analysenmethode, sondern allein die mit ihr zu erreichende Empfindlichkeit, Fehlergrenze und Reproduzierbarkeit. Sind diese Voraussetzungen entsprechend dokumentierbar, muß auch eine Methode ohne Geräteaufwand akzeptiert werden, denn Analytik kann im Rahmen der Arzneimittel-Produktion nicht Selbstzweck sein. Der häufig vorgebrachte Hinweis auf eine Zeitersparnis bei größerem apparativen Aufwand trifft meist nur dann zu, wenn große Serien zur Prüfung vorliegen oder gar täglich anfallende Chargen ein kontinuierliches Arbeiten ermöglichen. Dies dürfte aber die Ausnahme sein.

Bei Phytopharmaka haben wir es im allgemeinen mit in ihrer Wirkung, nicht aber in ihren Wirkstoffen, bekannten Arzneimitteln zu tun. Wir suchen uns daher im Präparat möglichst drogenspezifische Leitsubstanzen als Parameter für die Menge Droge, die im Präparat enthalten sein soll oder zumindest bei seiner Herstellung eingesetzt werden soll.

Wir kontrollieren mit der Bestimmung von Leitsubstanzen die ordnungsgemäße Herstellung des Präparates, nicht zwingend seinen Wirkstoffgehalt. Dies ist ein wesentlicher Unterschied zu Arzneimitteln mit definiertem Wirkstoff. Unter Berücksichtigung dieses wesentlichen Unterschiedes zwischen der Analytik von Wirkstoffen und Leitstoffen muß die Analytik von Phytopharmaka beurteilt und ihr apparativer Aufwand entschieden werden.

An Beispielen einiger Drogen, die in „mite-Phytopharmaka", z. B. in Tonika, Verwendung finden, möchte ich analytische Methoden vergleichen.

Radix (Tubera) Harpagophyti

Diese Droge wird derzeit zur Herstellung von Phytopharmaka in größerem Maßstab verwendet. Ihre antirheumatische Wirksamkeit ist unbestritten, mindestens seit den Veröffentlichungen von Zorn 1958 und Eichler 1970.

Trotz einer von verschiedenen Seiten in Angriff genommenen Inhaltsstoff-Erforschung ist es bis heute nicht gelungen, den Wirkstoff aus dieser Droge zu isolieren oder zu bestimmen. Die ersten von Tunmann und Mitarbeitern isolierten Inhaltsstoffe konnten später als Iridoid-Glukoside identifiziert werden: Harpagosid, Harpagid und Procumbid. Das aufgefundene Steringemisch besteht hauptsächlich aus β-Sitosterin. Auch ein Chinon wurde in der Droge nachgewiesen: Harpagochinon. Terpene, Chlorogensäure und Flavonoide wurden als weitere Inhaltsstoffe bestimmt. Keiner dieser isolierten Verbindungen konnte aber bis heute die antirheumatische Wirkung eindeutig zugewiesen werden. Die Wirkung auf Magen und Gallefluß kann wohl den bitterschmeckenden Iridoid-Glycosiden zugeordnet werden.

Wenn auch β-Sitosterin heute in der Rheumabehandlung eine Rolle spielt, scheint mir der bestätigte Gehalt in der Droge zu gering, um es als *den* Wirkstoff in dieser Droge auffassen zu können. Die Wirkung muß also der Droge oder ihrem Gesamtauszug zugeordnet werden.

Nach dem Prinzip, einen möglichst drogenspezifischen Inhaltsstoff als Leitsubstanz heranzuziehen, kann das fast ubiquitäre β-Sitosterin eine solche Verwendung nicht finden. Harpagosid ist analytisch von Interesse, weil sein Vorhandensein in der Droge nach Becker als Beweis dafür gelten kann, daß es sich um die sekundäre Speicherwurzel handelt, die wirksamer sein soll als die primäre Speicherwurzel. Harpagosid ist mit Hilfe der DC leicht nachzuweisen. Die von uns wegen ihres realtiv geringen Zeitaufwandes bevorzugte Methode ist von Becker und Richter. Die Droge wird dazu mit Methanol extrahiert und aus diesem Extrakt das Glycosid mit einer Mischung Methylenchlorid/Butanol 4:1 ausgeschüttelt. Chromatographiert wird auf einer Kieselgelfertigplatte mit Fluoreszenzindikator mit Chloroform/Äthanol 2:1 als Laufmittel. Harpagosid erscheint bei hRf 28 und kann zur besseren Sichtbarmachung mit Godin-Reagenz angefärbt werden.

Der *qualitative* Nachweis von Radix Harpagophyti *auch in Zubereitungen mit anderen Drogenauszügen* ist mit dieser Methode möglich.

Die quantitative Auswertung des Farbkomplexes mit dem Reagenz nach Trimm und Hill ist uns nicht gelungen. Die Methode von Czygan und Mitarbeitern, die Harpagosid nach DC-Trennung spektrophotometrisch bei 276—279 nm bestimmen, konnten wir zunächst für Harpagophytumzubereitungen nicht mit Erfolg einsetzen.

Nach Sticher wird ein methanolischer Extrakt 1:100 durch dreistündiges Rühren bei Zimmertemperatur hergestellt, eingeengt, filtriert, auf 10 ml eingestellt und mittels HPLC über eine C-18 Säule getrennt. Die mobile Phase ist eine Mischung Wasser/Methanol 1:1. Gemessen wird die Absorption bei 278 nm. Die quantitative Auswertung erfolgte mittels Integrator. Die angegebene Empfindlichkeit mit 5 μg Harpagosid in 10 μl konnten wir bestätigen.

Wir haben Teufelskrallezubereitungen im Rotationsverdampfer bis fast zur Trockne eingeengt und den Rückstand in Methanol aufgenommen. Die methanolische Lösung wieder bis zur Zähflüssigkeit eingeengt und mit einigen ml Wasser versetzt. Diese Mischung wurde mit Methylenchlorid/Butanol 4:1 erschöpfend ausgeschüt-

telt und je nach Harpagosidgehalt auf ein bestimmtes Volumen eingestellt. Chromatographiert wurde auf einer Kieselgel-Alufolie mit einer Methanol-Chloroformmischung 30:90.
Das Chromatogramm wurde zweimal entwickelt. Zum Auftragen wurde ein Autoliner verwendet. Die Harpagosidzone wurde ausgeschnitten und mit einer definierten Menge Methanol extrahiert, die Lösung zentrifugiert und eingestellt auf 10 ml. Durch Bestimmung der Absorption bei 278 nm wurde der Gehalt an Harpagosid bestimmt. Die Abweichungen der Ergebnisse von denen der HPLC-Bestimmungen waren gering (2,3 % ±). Obwohl wir mit dieser Methode noch wenig Erfahrung haben, glauben wir eine ausreichende Genauigkeit für die analytische Überprüfung von Teufelskrallenzubereitungen erreichen zu können.

Ginseng

Inhaltsstoffe: Triterpensaponine, Ginsenoside.
Wirkstoffe: Als Wirkstoffe werden die Ginsenoside angenommen, ohne daß einem dieser Glycoside die tonisierende Wirkung der Droge allein oder im besonderen zugeschrieben werden könnte.
Analysenmethoden: Eine GC-Methode wurde 1976 in München bei der Tagung der Gesellschaft für Arzneipflanzenforschung von Bombardelli aus dem Hause Inverne della Beffa vorgetragen. Die Methode ist sehr aufwendig, erfaßt die einzelnen Ginsenoside als Trimethylsilyl-Derivate. Uns ist es aber leider nicht gelungen, nach dieser Methode zu arbeiten.
   Eine weitere GC-Methode stammt aus dem Pharmazeutischen Institut Würzburg. Hier werden nicht die einzelnen Ginsenoside bestimmt. Sie werden entsprechend ihrer chemischen Konstitution in zwei Gruppen getrennt:
1. die Ginsenoside, die bei der sauren Hydrolyse Protopanaxatriol als Aglycon bilden, Rb_1, Rb_2, Rc, Rd und
2. solche, die bei dieser Spaltung Protopanaxadiol bilden, Re, Rf, Rg_1, Rg_2.

Die Aglyka cyclisieren unter den Bedingungen der Methode zu Panaxatriol und Panaxadiol. Dieser Verbindungen werden dem Hydrolysat durch Perforation mit Dichlormethan entzogen und nach Umsetzung mit Trimethylsilyl-Imidazol gaschromatographisch getrennt. Die Methode ist sowohl, was den Zeitaufwand betrifft, wie auch nach ihrem apparativen Aufwand, sehr expansiv. Die Nachweisgrenze liegt bei 4,8 µg/80 µl. Die Berechnung erfolgt bei Panaxadiol als Ginsenosid Rb_1, bei Panaxatriol als Re. Diese beiden Ginsenoside dienen auch als Referenzsubstanzen.
   Eine dritte Methode zur Analytik von Ginsengpräparaten, die wegen ihrer praktischen Durchführbarkeit erwähnt werden soll, bestimmt die Gesamtsaponine nach Hydrolyse mit 0,1 n HCl und Ausschütteln in eine mit 0,1 n HCl gesättigte Oberphase des Gemisches Chloroform/n-Butanol. Zur Entfernung der Zuckeranteile aus der

Lösung wird mit der Unterphase des erwähnten Gemisches zurückgeschüttelt. Unter reduziertem Druck und bei maximal 60° C wird zur Trockene eingedampft. Der Rückstand wird in Eisessig aufgenommen und mit einem Reagenz aus Eisessig und konzentrierter Schwefelsäure versetzt. Man läßt 25 Minuten im Thermostaten bei 60° C stehen und photometriert dann bei 520 nm die rote Lösung. Diese von Honerlagen und Tretter[1]) in der DAZ veröffentlichte Methode ist auch für Ginsengpräparate, die noch andere Drogenauszüge, von uns zur Gesamtginsenosidbestimmung herangezogen worden. Sie liefert reproduzierbare Werte. Geräte und Zeitaufwand sind im Vergleich zu den vorher beschriebenen Methoden gering. Bei der Anwendung zur Gehaltsbestimmung in Ginsengpräparaten, die noch andere Drogenauszüge enthalten, haben wir als Blindlösung bei der Messung der Rotfärbung eine gleichbehandelte Probe des zu untersuchenden Präparates, die noch keinen Ginsenganteil enthielt, verwendet.

Standardabweichung: 0,309.

Da bis heute unseres Wissens die unbestrittene Wirkung der Ginsengwurzel keinem einzelnen der 13 bekannten Ginsenoside zugeschrieben werden kann, sind wir der Auffassung, daß die Methode von Honerlagen und Tretter für die Qualitätssicherung von Ginsengpräparaten, ob Mono- oder Kombinationspräparate, ausreichend ist. Ihre Empfindlichkeit, ihre Reproduzierbarkeit und ihre Genauigkeit stehen fest, und der zeitliche sowie apparative Aufwand sind vertretbar. Diese Methode erfüllt alle Voraussetzungen, die an eine Analysenmethode zur Qualitätssicherung von Phytopharmaka mit bekannten Inhaltsstoffen, aber nicht exakt bekannten Wirkstoffen, zu stellen sind. Mit dieser Methode kann die ordnungsgemäße Herstellung von Ginsengpräparaten kontrolliert werden. Die Bestimmung der einzelnen Ginsenoside, wie sie mit der Methode von Bombardelli erreichbar ist, ist für die Aufklärung der Ginseng-Inhaltsstoffe interessant gewesen, für die Beurteilung von Ginseng-Arzneimittel scheint sie uns aber nicht erforderlich. Die Methode von Brieskorn und Mitarbeitern bringt bei hohem apparativen und zeitlichen Aufwand eine Differenzierung in zwei Gruppen von Ginsenosiden, die aber für die Beurteilung eines Ginsengpräparates nach dem derzeitigen Stand der Erkenntnisse über die Wirkstoffe der Ginsengwurzel keine Vorteile gegenüber der Methode Honerlagen-Tretter bringt.

Da die tonisierende, typische Ginsengwirkung nur der Wurzel bzw. daraus hergestellten Zubereitungen von Panax Ginseng C. A. Meyer zukommen soll, nicht der Wurzel von Panax quinquefolium, der sogenannten amerikanischen Ginsengwurzel, muß der Nachweis der Verwendung der richtigen Droge mit Hilfe der DC einer Gehaltsbestimmung vorgeschaltet werden. Während in der echten koreanischen Wurzel das Ginsenosid Rg_1 in gut nachweisbarer Menge vorhanden ist, fehlt dieses in der amerikanischen Ginsengwurzel. Die DC wird mit dem nach Honerlagen-Tretter hergestellten Hydrolysat, das nach Eindampfen zur Trockne in Methanol aufgenommen wird, durchgeführt. Als Laufmittel dient eine Mischung aus Dichloräthan/Eisessig/Methanol/Wasser, 60—35—15—5.

---

[1]) Honerlagen H., Tretter H. R., DAZ *119* (38), 1483—1486 (1979).

Die Detektion kann mit 10 %iger Schwefelsäure erfolgen, die Auswertung, nach Trocknen während 10 Minuten bei 110° C, im Tageslicht und im UV bei 356 nm. Als Adsorbens verwendet man eine Kieselgel-Fertigplatte mit Fluoreszenzindikator 254.

Kampfer

Da es bei der Routinekontrolle eines Herstellers zu Differenzen mit dem zuständigen Landes-Untersuchungsamt über Kampfergehalt eines Crataeguspräparates mit einem Gehalt an Kampfer kam, wurden wir mit der Ausarbeitung eines Analysenganges für dieses Präparat beauftragt. Die Problematik der quantitativen Bestimmung von Kampfer in Phytopharmaka ist seit langem bekannt.

Ein qualitativer DC-Nachweis für Kampfer ist auf Kieselgel G Platten mit dem Laufmittel Äther/Petroläther 3:2 möglich. Die Detektion erfolgte mit Joddampf. Gänshirt bestimmte Kampfer qualitativ in einem Analeptikum mittels DC auf Kieselgel mit Methylamylketon als Laufmittel. Eine quantitative Auswertung dieser beiden Verfahren wurde nicht in Betracht gezogen. Die gravimetrische Methode nach Esdorn-Bruns, bei der Kampfer als Dinitrophenylhydrazon gefällt wird, zeigte bei unseren Versuchen eine Streuung von mehr als ± 10 %. Nach entsprechenden Versuchen haben wir uns für eine gaschromatographische Methode entschieden:

Die Dragees, die Crataegusextrakt und Kampfer enthalten, werden in einem verschließbaren Kolben in Wasser aufgeschlämmt. Nach ihrem vollständigen Zerfall werden 20 ml Pentan zupipettiert, und der Kolben für ca. 12 Stunden im Dunkeln stehen gelassen. Mit einem Magnetrührer wird dieses Gemisch dann ca. 1 Stunde gerührt. Dabei geht der Kampfer vollständig in die Pentanphase über. Die Pentanphase wird abgetrennt, auf 20 ml eingestellt und über Natriumsulfat getrocknet.

Die GC-Trennung erfolgt mit 1 μl dieser Lösung auf einer 15 % SE 30 Säule auf Chromosorb 45/60, bei einer Säulentemperatur von 140° C mit einem FID-Detektor mit 180° C.

Die Nachweisgrenze der Methode haben wir mit 0,5 μg/μl gefunden. Die Fehlergrenze lag bei ± 2,8 %, die quantitative Auswertung erfolgte mittels Integrator.
Analysendauer: 1,5 Arbeitstage
Arbeitszeit: 4 Stunden.

Knoblauch

Die in der Volksmedizin in großem Maßstab eingesetzte Droge hat eine in Tierversuchen an Katzen bestätigte blutdrucksenkende Wirkung. Die Droge wirkt bakterizid und antimykotisch. Eine gute Wirkung bei Gärungsdyspepsie ist klinisch bestätigt.

Als Inhaltsstoffe sind u. a. beschrieben worden: ätherisches Öl mit einem Gemisch von Mono-, Di-, Tri- und Polysulfiden und Alliin, ein Allylcysteinsulfoxid, das bei mechanischer Bearbeitung der Droge in Allicin übergeht, das für den typischen Knoblauchgeruch verantwortlich ist. Allicin wurde von uns als Leitsubstanz für die Qualitätsbestimmung der Drogenzubereitungen herangezogen, da es eine für diese Droge typische, wenn auch sekundär entstehende Verbindung darstellt und in den zur Verfälschung eingesetzten Küchenzwiebeln nicht vorkommt.

Für die quantitative Bestimmung des Allicins wurde von Jäger eine Methode vorgeschlagen, die die beim Abbau des Alliins zu Allicin in stöchiometrischem Verhältnis auftretende Brenztraubensäure als Dinitrophenyl-hydrazon kolorimetrisch bestimmt. Hörhammer hat über die Ungenauigkeit dieser Methode berichtet, so daß wir keine Versuche damit durchgeführt haben.

Auch eine fluorimetrische Methode, bei der das Dialkylthiosulfinat im Alkalischen mit N-Ethylmaleimid umgesetzt und der entstandene Farbkomplex gemessen wird, ist bekannt.

Es wurde uns eine DC-Methode zugänglich, die zur Identifizierung des Allicins führte, aber eine reproduzierbare, quantitative Auswertung nicht ermöglichte. Obwohl auf Kieselgel-Platten mit Fluoreszenzindikator 254 nm eine starke Fluoreszenzminderung auftritt.

Nach Vorversuchen mit standardisiertem Allicin haben wir eine HPLC-Methode ausgearbeitet:

Die Knoblauchzubereitung, die u. a. noch fettes Öl enthielt, wurde in Chloroform zu einem genauen Volumen gelöst. Die herzustellende Konzentration ergibt sich aus der Nachweisgrenze der Methode, die bei 0,5 $\mu g/10$ μl liegt. Die erreichte Standardabweichung lag bei ± 2,8.

Chromatographiert wurde über eine Whatman Pontisil PXS 10/25 DS-2-Säule mit Chloroform als Elutionsmittel. Die Identifizierung erfolgte mit einem UVikon LCD 725 bei der Wellenlänge von 254 nm.

Diese Methode bedingt einen relativ geringen Zeitaufwand (3 Stunden), dafür aber einen verhältnismäßig höhen Geräteeinsatz, ergibt aber reproduzierbare Ergebnisse.

Beim angegebenen Zeitaufwand wurde die Konditionierung der Säule nicht berücksichtigt.

PHB-Ester

Ein Problem, das sich bei der Qualitätssicherung von flüssigen Phytopharmaka stellt, ist die Konservierung und die quantitative Bestimmung der Konservierungsstoffe.

Am Beispiel der PHB-Ester haben wir versucht, zwei Methoden miteinander zu vergleichen hinsichtlich Aufwand, Genauigkeit, Reproduzierbarkeit. Die Versuche wurden an zwei aus dem Handel bezogenen Präparaten der jeweils gleichen Charge durchgeführt.

Es wurden in beiden p-Hydroxybenzoesäuremethylester und -äthylester festgestellt.

Methode 1: DC mit densitometrischer Auswertung

50 ml Präparat A wurden mit 2 N HCl angesäuert und erschöpfend mit Äther ausgeschüttelt. Der über Na$_2$SO$_4$ sicc getrocknete Ätherauszug wird im Rotationsverdampfer zur Trockne eingeengt und in 1 ml Äthanol aufgenommen. 10 µl davon wurden zur DC-Trennung auf Kieselgel G mit Fluoreszenzindikator 254 nm eingesetzt. Laufmittel n-Pentan/Eisessig 82:18. Es wurde dreimal entwickelt.

Das DC wurde mit einem Vitatron T LD 100 densitometrisch in Absorptionsanordnung im UV ausgewertet (Messung der Fluoreszenzminderung) mit einem Primärfilter von 254 nm.

Der errechnete Gehalt von PHB-Methylester war 0,25 ppm, PHB-Äthylester 0,4 ppm.

In Vorversuchen wurde die Nachweisgrenze der Methode mit 0,2 µg/50 µl PHB-Methylester und 0,4 µg/50 µl PHB-Äthylester bestimmt.

Die Wiederfindungsrate betrug 99,6—100,9 %
Zeitaufwand: 3 Arbeitsstunden
Analysendauer: 6,5 Stunden
Geräteaufwand: Standard DC-Ausrüstung
      Densitometer

Methode 2: HPLC

Die Probenvorbereitung entspricht der Methode 1. Die HPLC-Trennung wurde mit 5 µl über eine Lichrosorb C 18 Säule mit einem Methanol/Wasser/Essigsäure-Gemisch 60:40:1 als Eluens durchgeführt. Die Detektion erfolgte bei 254 nm in einem UVikon LCD 725. Die Auswertung wurde mit einem Integrator vorgenommen.

Die in Vorversuchen bestimmte Nachweisgrenze lag bei 0,1 µg/10 µl PHB-Methylester und bei 0,4 µg/10 µl PHB-Äthylester.

Der Methode 2 muß eine qualitative DC-Trennung vorgeschaltet werden, um das Vorhandensein der Ester zu prüfen.

Die Ergebnisse stimmten mit denen der DC-Methode überein.
Zeitaufwand: 3,5 Arbeitsstunden
Analysendauer: 8 Stunden (incl. Säulenkonditionierung)

Die Empfindlichkeit war also bei der DC-Methode mit densitometrischer Auswertung höher und der Arbeitszeitaufwand geringer.

Flavonoide

Eine Verbindungsklasse, die viele Leitsubstanzen in Drogen liefert, sind die Flavonoide. Flavon-0-glycoside, Flavon-C-C-Glycosylverbindungen und Derivate vom Flavangrundgerüst, also auch die Procyanidine möchte ich im Rahmen dieses Referates mit in diese Gruppe einschließen. Sie dienen auch in Monographien des derzeit gültigen Arzneibuches als Drogeninhaltsstoffe, die zur Charakterisierung quantitativ bestimmt werden. Von den ca. 60 im Arzneibuch geführten Drogen enthalten 10 Flavonoide als charakteristische Inhaltsstoffe, für deren Bestimmung spektrophotometrische Methoden angegeben sind, in Verbindung mit einer qualitativen DC. Es hat nicht an Vorschlägen gefehlt, die Flavonoide über HPLC zu identifizieren und quantitativ zu erfassen, als Beispiel soll hier nur Crataegus angeführt werden. Obwohl die Suche nach dem Wirkstoff in Crataegus noch anhält, wurde der Spezifizierung der Flavonderivatbestimmung viel Interesse gewidmet. Das DAB 8 aber geht auf die Methode „Müller-Christ" zurück, nach der die mit HCl hydrolysierbaren Flavonoide erfaßt werden, d. h. die Flavonol-0-Glycoside wie z. B. Quercetin, Hyperosid, Spiracosid, Rutin und auch die Kämpferolglycoside sowie die vom Flavonon abgeleiteten 0-Glycoside. Die C-Glycoside, die in den Crataegusfrüchten stärker als die 0-Glycoside auftreten, werden von dieser Methode nicht erfaßt.

Die Gruppe der Procyanidine kann nach Abtrennung der Flavonoide mit einer von Hölzl und Strauch veröffentlichten Methode getrennt ebenfalls spektrophotometrisch erfaßt werden.

Eine dritte Methode erfaßt die Gesamtphenole. Dazu wird ein mit 45 Gew% Äthanol hergestellter Extrakt mit dem Reagenz nach Folin-Ciocalteus versetzt und die Blaufärbung bei 720 nm gegen Wasser gemessen.

Bei einer Kombination dieser 3 Methoden können Zubereitungen aus Folia Crataegi und Fruct. Crataegi an ihren Inhaltsstoffen unterschieden werden. Die Crataeguswirkstoffe, die entweder als Gesamtflavonoide bestimmt, als Gesamtphenole oder als Procyanidine deklariert werden müssen, sind mit diesen Methoden mit ausreichender Genauigkeit zu erfassen. Eine Bestimmung der einzelnen Flavonderivate, wie sie mit HPLC möglich ist, bringt für die Qualitätssicherung von Phytopräparaten nichts, solange die Wirksamkeit von Crataeguszubereitungen dem Gesamtflavonkomplex zugeschrieben werden muß. Auch bei Kombinationspräparaten, die Crataegus und andere Drogen mit gleichen Flavonderivaten enthalten, kann die HPLC keine Vorteile für die Qualitätssicherung bringen, da die HPLC keine Auskunft darüber geben kann, welcher Drogenpartner welchen Anteil des Flavonderivates geliefert hat. Eine weitergehende Kontrolle des Herstellungsverfahrens solcher Kombinationspräparate ist also mit erhöhtem apparativen Aufwand bei deren Analytik nicht möglich.

Seitens des BGA wurde bei einer APV-Tagung zugesichert:

Stammen Wirkstoffe oder Wirkstoffgruppen bei Kombinationspräparaten aus verschiedenen Ausgangsdrogen, ist eine quantitative Bestimmung der Wirkstoffgruppe beim Beispiel Crataegus, also der Flavonderivate, ausreichend, wenn mit Hilfe der DC ein qualitativer Nachweis der einzelnen Inhaltsstoffe erfolgte und quantitativ der Gesamtflavon-Gehalt, z. B. nach der Methode für die Bestimmung des Gesamtphenolgehaltes, erfolgt.

Damit komme ich zum Ausgangspunkt meines Referates, der Frage nach dem notwendigen apparativen Aufwand bei der Analytik von Phytopharmaka für Zulassung und Nachzulassung, zurück. Die vorgetragenen Beispiele haben — so hoffe ich — gezeigt, daß diese Frage nicht pauschal zu beantworten ist. Mit der Erkenntnis, daß die Analytik zur Qualitätssicherung von Phytopharmaka in vielen Fällen nur der Kontrolle einer ordnungsgemäß durchgeführten Herstellung dienen kann, nicht der Wirkstoffbestimmung, muß der Analytiker bei der Bearbeitung von Kombinationspräparaten an die Zusage des BGA denken, daß Inhaltsstoffgruppen als Gesamtheit betrachtet werden können. Die vorgetragenen Beispiele Ginseng und Crataegus sollten unterstreichen, daß auch Kombinationspräparate unter dieser Voraussetzung mit einem relativ geringen apparativen Aufwand ausreichend bearbeitet werden können, nämlich mit DC und Spektralphotometrie; daß darüberhinaus eingesetzte Analysentechnik keine sinnvolle Ergänzung der Untersuchungsergebnisse bringt, höchstens schmückendes Beiwerk sein kann.

Auf der anderen Seite waren solche Methoden wie GC und HPLC bei der Forschung für die Inhaltsstoff*aufklärung,* die uns dann eine „vereinfachte" Gruppenbestimmung ermöglichte, sehr hilfreich.

Aus meinen Ausführungen kann sich auch eine Antwort auf die Frage nach der Ausrüstung eines Labors zur Qualitätssicherung von Phytopharmaka mit bekannten Inhaltsstoffen, aber nicht exakt bekannten Wirkstoffen, ergeben: 1. eine DC-Grundausrüstung und ein Spektralphotometer, das nicht zwingend mit einem Scanner arbeiten muß. Dieser Aufwand ist mit ca. 25000,— DM zu veranschlagen. Die Grundausrüstung kann dann, wenn erforderlich, schrittweise für quantitative DC ergänzt werden. In vielen Fällen wird sich aber die Methode des Auskratzens und Extrahierens von DC-Zonen als ausreichend erweisen, wenn eine gewisse Routine in dieser Methode erreicht ist. Die wenigen GC- und HPLC-Untersuchungen, die sich als unumgänglich erweisen sollten, vor allem bei der Entwicklung von Untersuchungsmethoden, können in entsprechende Labors gegeben werden. Ein Betriebslabor muß kein Forschungslabor sein.

Astrid Nagell

Qualitätssicherung bei Rohstoffen unter besonderer Berücksichtigung der Pestizid-Analytik

Die Qualitätssicherung bei pflanzlichen Produkten kann ebenso wie bei anderen pharmazeutischen Erzeugnissen in drei Gruppen gegliedert werden:

1. *Qualitätsplanung:*
   Planung und Festlegung der Qualitätsmerkmale mit ihren zulässigen Schwankungen sowie der zu ihrer Einhaltung erforderlichen Maßnahmen und Prozesse.
2. *Qualitätslenkung:*
   Lenkung und Steuerung des Fertigungsprozesses zur Erzielung der geplanten Qualität.
3. *Qualitätsprüfung:*
   Feststellung, ob das erzeugte Produkt die geforderten Qualitätsmerkmale besitzt.

Aus diesen drei Punkten ergibt sich, daß die geforderten Qualitätsmerkmale nicht nachträglich in ein Produkt hineingeprüft werden können, sondern daß man dafür Sorge tragen muß, daß der Ausgangsstoff den Anforderungen entspricht bzw. daß während des Herstellungsprozesses die gewünschte Endqualität erreicht wird.

Wie kann nun eine Qualitätssicherung bei einem pflanzlichen Ausgangsstoff erfolgen, der nicht in Kleinstmengen, sondern in Tons aus allen Teilen der Welt angeliefert wird?

Die Qualitätssicherung fängt hier bei der Qualitätsplanung an, d. h. bei der Festlegung der erforderlichen Maßnahmen, die notwendig sind, um die geforderten Qualitätsmerkmale wie Identität, Reinheit und Gehalt zu gewährleisten. Bevor auf diese drei Kriterien geprüft wird, werden die eingehenden Partien, die auf unterschiedlichen Wegen nach Deutschland transportiert werden, in ein Quarantänelager eingelagert. Dort werden die Partien einer visuellen Kontrolle unterworfen, die sich auf folgende Punkte beschränkt:

a) Ordnungsgemäßes Verpackungsmaterial
b) Transportschäden (z. B. Säcke sind zerrissen)
c) Schwitzwasserschäden (z. B. bei Container-Verladungen aufgrund klimatischer Veränderungen)
d) Insektenbefall und optisch sichtbarer Pilzbefall
e) Beschriftung (d. h., es wird die Partie-Nummer oder aber der aufgedruckte Arti-

kel mit dem Anlieferungsschein verglichen; weiterhin wird bei Giftdrogen auf eine ordnungsgemäße Kennzeichnung geachtet).

Bei dieser Kontrolle kann man nicht generell davon ausgehen, daß alle Säcke markiert sind. Dieses kann damit zusammenhängen, daß entweder die Markierung vergessen wurde, oder aber die Markierungsfarbe, die in einigen Ländern oft gebraucht wird, nicht den hiesigen Anforderungen entspricht (d. h., die Farbe muß geruchsneutral sein und darf keine Stoffe enthalten, die eventuell an das Produkt abgegeben werden und damit die Qualität des Produktes beeinflussen würden).

Nicht markierte Säcke werden anschließend bei uns im Lager mit der entsprechenden Partie-Nummer gekennzeichnet.

f) Als abschließende Prüfung werden Gewichtskontrollen durchgeführt.

An die rein visuellen Kontrollen schließen sich die Identitäts- und Qualitätsprüfungen, die makroskopisch, mikroskopisch und auf chemischem Wege durchgeführt werden, an. Für diese Untersuchungen werden nach einem bestimmten Plan, der von Droge zu Droge unterschiedlich ist, Muster gezogen. Je geringer das Gefahrenrisiko bei dem zu analysierenden Ausgangsstoff, je bekannter und zuverlässiger der Lieferant bzw. der Ablader ist, um so geringer ist die Anzahl der im Verhältnis zur Anzahl der Gebinde zu ziehenden Muster. Dieses trifft hauptsächlich für Ausgangsstoffe zu, bei denen keine quantitative Inhaltsstoffbestimmung vorgenommen wird. Bei Rohstoffen, bei denen Vollanalysen durchgeführt werden müssen, werden nach Abwägung der Risiken und dem Bewußtsein, daß man dem Wunsch nach einem repräsentativen Muster für die Gesamtcharge nicht in jedem Fall nachkommen kann, nach einem erarbeiteten Musterplan die entsprechenden Muster gezogen.

Der Begriff der Charge eines pflanzlichen Ausgangsstoffes kann nicht in jedem Fall dem allgemein gültigen Chargenbegriff, z. B. eines homogenen Pulvers, gleichgesetzt werden. Dieses möchte ich Ihnen anhand eines Beispiels versuchen zu erläutern (s. Tab. 1):

Es sind von einem Produkt 20 t, verpackt zu je 50-kg-Säcken (= 400 Einzelsäcke), eingekauft worden. Da das Produkt nicht aus einem Anbaugebiet stammt, sondern aus Wildsammlungen, wurden diese 20 t aus unterschiedlichen Regionen des Landes zusammengetragen, getrocknet und abgepackt. Eine Homogenisierung der Gesamtcharge hat in den meisten Fällen nicht stattgefunden. Aufgrund dieser Kenntnisse wäre es nicht ratsam, hier nur die Wurzel aus der Anzahl der Säcke bis maximal 10 Einzelmuster zu ziehen. Es werden hier je nach Droge und nach den geforderten Untersuchungen, die durchgeführt werden müssen, bis zu 20 Einzelmuster gezogen und noch eine weitere Anzahl von Säcken visuell begutachtet.

Die Einzelmuster werden dann zu einem Gesamtmuster bestimmter Größe vereinigt, homogenisiert und zur Untersuchung ins Labor gegeben. Eine Homogenisierung der Gesamtpartie findet aber erst bei der Verarbeitung statt, ebenso die Überprüfung jedes einzelnen Sackes auf Identität und Verunreinigungen.

Bis zu diesem Abschnitt machen wir bei uns im Hause keinen Unterschied zwischen den verschiedenen eingelagerten Rohstoffen.

Tab. 1 Musterplan

Gesamt-menge	Anzahl der Gebinde in kg				Anzahl der Muster bei Kolligröße				Größe der Muster-tüten Z...	Zusätzliche visuelle Begut-achtung bei Kolligröße			
In kg	ca. 25	40—50	100	150	ca. 25	40—50	100	150	Z...	25	40—50	100	150
100	4	2	1	—	2	2	2	—	—	—	—	—	—
500	20	10	5	3	5	3	2	2	5	—	—	—	—
1000	40	20	10	6	7	4	3	3	7	4	1	1	
3000	120	60	30	20	11	8	6	6	10	6	2	2	
5000	200	100	50	33	14	10	7	7	10	6	2	2	
10 TO	400	200	100	60	20	15	10	10	10—15	10—15	4	4	
15 TO	600	300	150	100	20	15	15	10	15	15	6	6	
20 TO	800	400	200	133	20	15	15	10	15—20	15	6	6	
30 TO	1200	600	300	200	20	20	20	15	15—20	20	10	10	
40 TO	1600	800	400	260	20	20	20	15	20	20	10	10	

Bevor nun die Laboruntersuchungen begonnen werden, wird der Ausgangsstoff so weit wie möglich in folgende Gruppen eingeteilt:
a) Pflanzliches Arzneimittel
b) Lebensmittel
c) Gewürz.

Bei den pflanzlichen Arzneimitteln muß man wieder differenzieren zwischen einem pflanzlichen Rohstoff, der nach der Bearbeitung z. B. zu Concisum, Feinschnitt oder aber zu einer Teemischung abgepackt wurde und somit ein Endprodukt (Arzneimittel) darstellt und dem pflanzlichen Ausgangsstoff, der weiter aufgearbeitet wird, z. B. zu einem Extrakt, und noch nicht unbedingt ein Arzneimittel darstellen muß. Im ersten Fall muß der Rohstoff Arzneibuchqualität aufweisen, im zweiten Fall kann — sofern es sich nicht um ein Arzneibuchpräparat handelt — eine Extraktionsqualität, die nicht in jedem Punkt (z. B. Asche, Feuchtigkeit) der Arzneibuchmonographie entsprechen muß, ausreichen, da man z. B. einen größeren Wert auf die Menge eines bestimmten Inhaltsstoffes legt. Außerdem sollte man nicht unerwähnt lassen, daß in vielen Fällen gar nicht ausreichende Mengen an Arzneibuchqualitäten vorhanden sind, so daß zwangsläufig auf Extraktionsqualitäten ausgewichen werden muß (z. B. Sennes, Kamille).

Kommen wir nun zurück zur visuellen Qualitätssicherung bei pflanzlichen Ausgangsstoffen. Die gezogenen Einzelmuster werden nun makroskopisch zunächst auf Verunreinigungen mit nicht pflanzlichen Bestandteilen überprüft, wie z. B. Papierschnitzel, Stoffreste, Zigarettenkippen, Bindfäden oder ähnliche Materialien. Je nach der prozentual aufgefundenen Höhe dieser Bestandteile aus den Einzelmustern, bezogen auf die Gesamtpartie, wird der gesamte Rohstoff separat speziell aufgereinigt, oder die Einzelmuster werden zu einem Mischmuster vereinigt, homogenisiert und nach den entsprechenden Arzneibuchmonographien oder nach selbst erarbeiteten Monographien, die sich im Aufbau an das Arzneibuch anlehnen, nach dem Schema in Tabelle 2 weiter untersucht. Diese Formulare werden bei uns routinemäßig eingesetzt und erleichtern aufgrund der vorgegebenen Sollwerte die spätere Beurteilung der Ergebnisse.

Tab. 2 Untersuchungsprotokoll der Addipharma GmbH

Produkt	Menge	Ursprung
Partie-Nr.	Lieferant	

	Vorgabe	Ergebnis	Entspricht	Entspricht nicht
1. Organoleptischer Befund 1.1 Aussehen 1.2 Geruch 1.3 Geschmack				
2. Identität 2.1 Makroskopisch 2.2 Mikroskopisch 2.3 DC 2.4 Chemische Reaktionen 2.5 Sonstiges				
3. Reinheit 3.1 Trocknungsverlust 3.2 Asche (DAB 7) 3.3 HCl-unlösl. Asche (EuAB I) 3.4 Sulfat-Asche (EuAB I) 3.5 Fremde Beimengungen 3.6 Floating-Test 3.7 Sonstiges				
4. Gehaltsbestimmung				
5. Mikrobiol. Befund 5.1 Bakterien 5.2 Hefen 5.3 Schimmelpilze				
6. Herbizide-Pestizide				
7. Sonstiges				

An die visuellen Kontrollen schließen sich die Identitätsprüfungen an, die bei vielen Drogen, sofern es sich um Ganz- oder Concisum-Drogen handelt, anhand des organoleptischen Befundes (Geruch, Geschmack) und dem charakteristischen Aussehen vorgenommen werden. Ist dieses nicht möglich, so schließt sich eine mikroskopische Prüfung oder aber eine dünnschichtchromatographische Identifizierung an. Innerhalb dieser Prüfungen müssen Drogenverfälschungen oder Verwechslungen erkannt werden, wobei oft die in der Literatur genannten Verfälschungen nicht handelsüblich sind. Ist die Identität der Droge bestätigt, so schließen sich die Reinheitsprüfungen an. Diese können wiederum makroskopisch, mikroskopisch (wobei hier speziell auf Pilzbefall mit z. B. Aspergillus-Arten geprüft wird) oder auf chemisch-physikalischem Wege erfolgen.

Unter Reinheitsprüfungen können folgende Prüfpunkte fallen:
a) Fremde Bestandteile
b) Asche
c) Salzsäureunlösliche Asche
d) Pflanzenschutzmittel-Rückstände
e) Schwermetalle nach Arzneibuchvorschrift
f) Mikrobiologischer Status bei Drogen.

Ich möchte aber hier nicht auf alle genannten Reinheitsprüfungen eingehen, sondern mich auf die zwei für uns doch wesentlichen Punkte beschränken und zwar auf fremde Bestandteile und Pflanzenschutzmittel-Rückstände.

Die Definition „Fremde Bestandteile Ph. Eur. Bd. I" weicht wesentlich von der im DAB 7 (fremde Beimengungen) ab, da nun auch alle Pflanzenteile, die nicht exakt der Beschreibung und der Definition entsprechen, „fremde Bestandteile" sind.

Da handverlesene Ware so gut wie nicht mehr erhältlich ist, kommt es bei dieser Prüfung öfter zu Überschreitungen der geforderten Maximalwerte, wobei dann zu überlegen ist, ob eine solche Partie gereinigt werden kann, wie dieses z. B. bei Fructus Anisi mit zu hohem Stengel- und Korianderanteil möglich ist, oder aber die geforderten Werte aus der Praxis heraus für unrealistisch erkannt werden und somit eine geringfügige Überschreitung als tolerierbar angesehen werden muß, z. B. Stielreste von 2 cm Länge bei Kamille, wobei diese Stielreste im Durchschnitt bei 3 cm liegen. Diese Prüfung fällt in der Monographie unter Beschreibung. Ein weiteres Beispiel ist der Stengelanteil bei Folia Menthae pip. mit maximal 5% Stengelanteil mit einem Durchmesser von mehr als 1 mm.

Da die Drogen heute ausschließlich maschinell geerntet werden, sind die oben genannten Forderungen unrealistisch und gehen an der Praxis vorbei.

Eine weitere Reinheitsprüfung ist die Prüfung auf Pflanzenschutzmittel-Rückstände. Die Pflicht, hierauf zu prüfen, ergibt sich aus den allgemeinen Vorschriften der Ph. Eur. Bd. III, S. 19, in der es heißt:

„Die verbindlichen Vorschriften gehen nicht so weit, daß alle möglichen Verunreinigungen berücksichtigt sind. So wird z. B. nicht vorausgesetzt, daß eine ungewöhnliche Verunreinigung, die mit Hilfe der angegebenen Prüfungsmethoden nicht nachgewiesen wird, erlaubt ist, wenn die Vernunft und eine gute pharmazeutische Praxis ihre Abwesenheit erfordert."

In der Höchstmengen-Verordnung für Pflanzenbehandlungsmittel in oder auf Lebensmitteln vom 24. Juni 1982 sowie der 1. Änderungs-VO vom 23. Dezember 1983 sind 374 Einzelsubstanzen aufgeführt. Da es unmöglich ist, in der Routine-Qualitätskontrolle auf alle 374 Substanzen zu prüfen, habe ich versucht, anhand von Literaturrecherchen herauszufinden, auf welche Stoffgruppen unbedingt geprüft werden muß, auf welche Stoffgruppen sinnvollerweise geprüft werden sollte und welche Stoffgruppen meiner Meinung nach zu vernachlässigen sind.

Dabei habe ich versucht, diese Bewertung anhand des Abbaus bzw. der Halbwertszeiten der jeweiligen Substanz in der Pflanze bzw. im Boden vorzunehmen. Leider liegen hier nur ungenügende Daten vor, und speziell über den eventuellen Abbau bei getrocknetem Pflanzenmaterial waren so gut wie keine Aussagen in der mir zur Verfügung gestandenen Literatur zu finden.

Von den bereits erwähnten 374 Einzelsubstanzen fallen in die Gruppe der Herbizide 100 Stoffe, in die Gruppe der Insektizide 101 Stoffe, und 55 Stoffe gehören in die Gruppe der Fungizide. Die restlichen Substanzen gehören in die Gruppe der Akarizide (Bekämpfung von Spinnmilben), der Nematizide (Bekämpfung von Nematoden-Faden- und Bandwürmern) und der Wuchs- und Hemmstoffe.

Kommen wir nun zurück auf die Herbizide.

Die Substanzen, die in dieser Gruppe aufgelistet sind, gehören chemisch hauptsächlich zu den Triazinen, den Carbamin- und Thiocarbaminsäure-Abkömmlingen sowie den Harnstoff- und Uracilabkömmlingen.

Der Abbau der *Triazine* ist aufgrund ihrer Molekülstruktur unterschiedlich und kann z. B. auf hydrolytischem und mikrobiologischem Wege erfolgen. Der Abbau erfolgt offensichtlich bis zur Ringspaltung. Dieses hat zur Folge, daß im Boden keine Akkumulationen stattfinden können und offensichtlich die eingesetzten Stoffe auch bis zum Erntezeitpunkt der Pflanze nicht mehr nachweisbar sind.

Die *Carbaminsäure- und Thiocarbaminsäure-Abkömmlinge* werden ebenfalls sowohl in der Pflanze als auch im Boden relativ schnell abgebaut. Eine Akkumulation im Boden findet offensichtlich auch hier nicht statt. So wird z. B. *Barban,* das im Getreide-, Gemüse- und Obstanbau verwendet wird, innerhalb von 3 Wochen im Boden bis zu Spuren abgebaut und somit bei der geernteten Pflanze nicht mehr nachgewiesen. Ähnlich verhalten sich die Substanzen, die sich vom *Harnstoff* ableiten. Der Abbau dieser Substanzen findet meist auf mikrobiologischem oder enzymatischem Wege statt, so daß auch bei diesen Substanzen mit einer Akkumulation im Boden nicht gerechnet werden muß. Das gleiche gilt auch für *Uracil-Abkömmlinge.*

Exakte Aussagen darüber, wie lange der Abbau der einzelnen Substanzen im Boden dauert, liegen leider nur für wenige Substanzen vor. So gibt es Angaben über *Amitrol,* welches eine Wirkungsdauer von ca. 3 Wochen je nach Bodenbeschaffenheit hat. Bei *Bentazon* findet z. B. ein rascher Abbau statt, Rückstandsprobleme sind bislang hierbei nicht bekannt. *Bromoxynil* weist eine Halbwertszeit im Boden von 14 Tagen auf. *Chloridazon (Pyrazon)* hat eine Wirkungsdauer von 6—8 Wochen und kann anschließend auch nicht mehr in der Pflanze nachgewiesen werden. *Cyanazin* hat eine Halbwertszeit im Boden von 12—15 Tagen. *Cycloat* wird z. B. in Wurzeln und Blättern sehr rasch abgebaut, und man konnte den Wirkstoff nach 3 Tagen in der Pflanze ebenfalls nicht mehr nachweisen. Die Halbwertszeit dieser Substanz im Boden beträgt je nach Bodenbeschaffenheit zwischen 6—8 Wochen.

Zusammenfassend kann man sagen, daß aufgrund der mir zur Verfügung gestandenen Literatur die Herbizide sowohl im Boden als auch in der Pflanze bei sachgemäßer Anwendung einem raschen Abbau unterliegen und somit offensichtlich keiner permanenten Überprüfung bei geerntetem Pflanzenmaterial bedürfen, da Herbizide nach der Ernte wohl kaum noch angewendet werden.

Wenden wir uns nun den *Fungiziden* zu. Aufgrund von Literaturrecherchen kann man auch hier sagen, daß alle Fungizide enzymatisch oder mikrobiologisch soweit abgebaut werden, daß weitgehendst eine Akkumulation im Boden oder in der Pflanze bei sachgemäßer Anwendung ausgeschlossen werden kann. Die in der Literatur erwähnten Wartezeiten nach der Anwendung bis zur Ernte betragen 3 bis 90 Tage. Bei *Buprimat,* das bei Kernobst gegen Mehltau angewendet wird, hat man festgestellt, daß Äpfel, auf die bei 12 Behandlungstagen insgesamt 100—200 mg/kg Wirkstoff aufgebracht wurden, nach 4 Wochen nur noch 0,04—0,12 mg/kg nachgewiesen werden konnten (zugelassene Höchstmenge: 1,0 mg/kg). Die Halbwertszeit dieser Substanz im Boden beträgt 6—7 Wochen.

Ein weiteres Fungizid ist *Ethirimol,* das von Blättern und Wurzeln sehr gut aufgenommen wird. Die Halbwertszeit in der Pflanze beträgt etwa 3 Tage, im Boden 1—20 Wochen. Eine Wartezeit nach der Anwendung ist nur für Getreide erlassen. Sie beträgt 35 Tage.

Zusammenfassend kann man auch hier wiederum sagen, daß die Fungizide im allgemeinen rasch abgebaut werden und eine Gefahr einer Akkumulation im Boden oder in der Pflanze bei sachgemäßer Handhabung nicht zu erwarten ist und somit von einer permanenten Überprüfung bei getrocknetem Pflanzenmaterial Abstand genommen werden kann.

Man sollte an dieser Stelle allerdings auch erwähnen, daß aufgrund schlechter Verträge zwischen „Petrus" und dem Pflanzenanbauer auch noch kurz vor der Ernte Fungizide zum Einsatz kommen können, so daß dann mit eventuellen Rückständen auf getrocknetem Pflanzenmaterial zu rechnen ist.

Kommen wir nun zu der letzten großen Gruppe der *Insektizide.* Der überwiegende Teil der Substanzen gehört in die Gruppe der Organochlor-Verbindungen, ein weiterer Teil zu den Organophosphor- und Phosphor-Schwefelverbindungen. Innerhalb der letzten Gruppe der Organochlorverbindungen gehören einige Substanzen zu den Stoffen, die ein Risiko für die „Umwelt als biologisches System" darstellen. Dazu gehören z. B.:

Aldrin,* wonach bei Bodenbehandlung Gemüse erst nach 1—3 Jahren und Wurzelgemüse erst nach 2—5 Jahren wieder angebaut werden dürfen. Das gleiche gilt für *Dieldrin*, Chlordan, Endrin** (chemisch identisch mit Dieldrin) und *Heptachlor*.* Bei der Anwendung von *DDT*** besteht eine Wartezeit im Gemüseanbau von 30 Tagen, im Obstbau von 42 Tagen. Bei *Toxaphen**, sofern es zur Flächenbehandlung eingesetzt wird, dürfen Gemüse erst nach 6 Monaten, Wurzelgemüse erst nach 1½ Jahren wieder angebaut werden.

Die mit * versehenen Substanzen sind in Deutschland in ihrem Gebrauch eingeschränkt oder verboten.

Die mit ** versehenen Substanzen sind in der Bundesrepublik Deutschland verboten.

Wie Sie aus den angeführten Beispielen ersehen können, werden chlorierte Kohlenwasserstoffe wesentlich langsamer abgebaut als Herbizide oder Fungizide. Eine Anreicherung im Boden kann nicht ausgeschlossen werden, so daß hier hauptsächlich bei Wurzeln, die nicht nach einer einjährigen Wachstumsperiode geerntet werden, ein mögliches Risiko in bezug auf überhöhte Rückstände bestehen kann.

Weiterhin sollte man nicht außer acht lassen, daß einige zugelassene Insektizide auch eventuell im Vorratsschutz eingesetzt werden können (z. B. bromhaltige Begasungsmittel) und somit nachträglich auf getrocknetes Pflanzenmaterial aufgebracht werden.

Nachdem ich nun versucht habe, die in der Höchstmengen-Verordnung aufgelisteten Substanzen zu bewerten, möchte ich Ihnen eine bei uns im Hause praktizierte Verfahrensweise vorstellen, die es ermöglicht, Anhaltspunkte über die Kontamination von pflanzlichem Material mit Pestiziden zu erhalten. Bei unseren Untersuchungen legen wir die für teeähnliche Erzeugnisse in der Höchstmengen-Verordnung festgesetzten Werte zugrunde. Danach müssen auf 25 Einzelsubstanzen zuzüglich 6 DD-Isomeren geprüft werden (s. Tabelle 3). Nehmen wir diese Tabelle als Grundlage, so sollte generell auf folgende Substanzen geprüft werden:

Hexachlorbenzol, Heptachlor/Heptachlorepoxid, α- und β-HCH sowie Lindan, Endrin, Chlordan, Chlorpyrifos-methyl, Aldrin/Dieldrin und Gesamt-DDT. Weiterhin wird auf bromhaltige Begasungsmittel und Phosphide bei bestimmten Produkten geprüft, da man die Anwendung dieser Stoffe während der Lagerhaltung nicht generell ausschließen kann. Aufgrund der 1. Änderungs-VO muß die Restmenge an Methylbromid (maximal 0,1 ppm) bestimmt werden, wobei zugegeben wird, daß die mengenmäßige Bestimmung von fetthaltigen Produkten noch Schwierigkeiten bereitet.

Auf folgende Substanzen wird nur sporadisch geprüft, da die Höchstmengen bislang nie überschritten wurden bzw. die Substanzen relativ schnell abgebaut werden:

Captan (Blattfungizid): Dieser Stoff wird relativ schnell abgebaut, und die Wartezeit nach der Behandlung beträgt 3—7 Tage; bei Kindernährmitteln 14 Tage.

Cyhexatin (Akarizid) wird unter Sonneneinwirkung relativ schnell abgebaut. Die Wartezeit nach Behandlung bis zur Ernte beträgt bei Kernobst und Hopfen 21 Tage.

Dinobuton (Akarizid) wird wahrscheinlich enzymatisch abgebaut, die Wartezeit beträgt nach der Behandlung bis zur Ernte bei Gurken 4 Tage, bei Kernobst 21 Tage.

Methidation (Organoschwefel-Phosphorverbindung) wird durch Oxidation und Hydrolyse abgebaut. Die Wartezeiten nach der Behandlung bis zur Ernte betragen 21—28 Tage.

Tab. 3 Untersuchungsprotokoll-Rückstandsanalytik (Tee, teeähnliche Erzeugnisse) der Addipharma GmbH

Produkt	Menge		
Partie-Nr.	Lieferant		
HöVO vom	Vorgabe max. mg/kg	Ergebnis mg/kg	entspricht ja nein
Blausäure	6,0 ppm		
bromhaltige Begasungsmittel	50,0 ppm		
Captan	15,0 ppm		
Chlorpyrifos-methyl	0,1 ppm		
Cyhexatin (Plictran)/Azocylotin	2,0 ppm		
Dinobuton	1,0 ppm		
Endosulfan/Endosulfan-sulfat	30,0 ppm		
Kupfer, d. h. bestimmte in der VO aufgezählte Kupferverbindungen	40,0 ppm		
Lindan	0,5 ppm		
Methidathion	2,0 ppm		
Pentachlorphenol	0,01 ppm		
Phosphorwasserstoff/Phosphide	0,01 ppm		
Piperonylbutoxid	3,0 ppm		
Propargit	5,0 ppm		
Aldrien/Dieldrin	0,1 ppm		
Chlordan	0,05 ppm		
DDT	1,0 ppm		
Endrin	0,1 ppm		
HCH-Isomere (außer Lindan)	0,2 ppm		
Hepetachlor/Heptachlorepoxid	0,1 ppm		
Hexachlorbenzol	0,1 ppm		

Freigabe: ja.............. nein..............

Datum .... Unterschrift............................

Endosulfan (Insektizid): Die Wartezeit nach der Behandlung bis zur Ernte beträgt 30 Tage.

Piperonylbutoxid (als Synergist in einigen Fertigprodukten enthalten) zersetzt sich relativ schnell unter Einwirkung von Sonnenlicht. Die Höchstmenge von 3,0 mg/kg wurde bislang bei den von uns untersuchten Produkten nicht überschritten.

Auf *Kupferverbindungen* wird speziell nur bei Hopfen geprüft.

Über die Substanzen *Pentachlorphenol* und *Propargit* kann von meiner Seite her keine Aussage gemacht werden, da ich über diese beiden Substanzen in der mir zur Verfügung stehenden Literatur keine näheren Angaben in bezug auf Abbau bzw. Wartezeiten nach der Behandlung gefunden habe.

Zusammenfassend kann man sagen, daß man routinemäßig auf 12 Pestizide prüfen muß, sofern man keinen Hinweis hat, daß es sinnvoll wäre, auch noch auf andere Substanzen zu prüfen.

Ich bin mir darüber im klaren, daß mit diesem Prüfschema keine 100 %ige, aber doch zumindest eine 90 %ige Sicherheit in bezug auf die Bewertung eines Produktes erreicht wird, ob dieses verkehrsfähig ist oder nicht. Die restlichen 10 % stellen ein Risiko dar, das jeder Unternehmer oder Kontrolleiter für sich zu verantworten hat.

Bei den bei uns im Hause untersuchten Rohwaren haben 31 % der Höchstmengen-Verordnung nicht entsprochen, wobei über die Hälfte von ein und derselben Droge bestritten wird. Der restliche Anteil verteilt sich nochmal auf 4 Drogen, so daß man sagen kann, daß der überwiegende Anteil der pflanzlichen Arzneimittel der Höchstmengen-VO-Pflanzenbehandlungsmittel Abt. teeähnliche Erzeugnisse entspricht.

Verfolgt man die Werte über einen Zeitraum von 4 Jahren, so kann man eine deutliche Abnahme der nicht der Höchstmengen-Verordnung entsprechenden Waren feststellen. Die am häufigsten nahe oder zum Teil auch knapp darüber liegenden Pestizidrückstände sind α- und β-HCH und Gesamt-DDT. Die Überschreitungen bei α- und β-HCH sind zum Teil auf den Einsatz von technischem Lindan zurückzuführen, das etwa nur zu 15 % aus Lindan besteht. α- und β-HCH werden wesentlich langsamer abgebaut als reines Lindan. Inwieweit solche Drogen noch weiter verarbeitet werden können, hängt vom weiteren Verwendungszweck ab. Sicherlich können sie zur Herstellung eines wässrigen Extraktes aufgrund der unterschiedlichen Wasserlöslichkeit der Chlor-Kohlenwasserstoff-Pestizide eingesetzt werden, da das Problem hinsichtlich seines gesundheitlichen Aspektes relativiert wird, wenn man die in den Aufguß gelangenden Pestizidrückstände betrachtet.

Kommen wir nun zum Schluß der Qualitätssicherung von Ausgangsstoffen.

Sind nun die Identitäts- und Reinheitsprüfungen entsprechend der Monographie ausgefallen, so wird, sofern gefordert, eine Gehaltsbestimmung der Droge durchgeführt, die entweder eine Extraktausbeute sein kann oder aber auch die Bestimmung von Alkaloiden, Flavonoiden oder ätherischen Ölen beinhalten kann. Um hier die Richtigkeit bzw. Genauigkeit eines Ergebnisses beurteilen zu können (davon ist ja auch die Freigabe bzw. die Zurückweisung einer Partie abhängig), ist es sinnvoll, innerhalb seiner eigenen Mitarbeiter bzw. zusammen mit anderen Labors Ringversuche durchzuführen. Im allgemeinen werden die im Arzneibuch angegebenen Mindestanforderungen (mit Ausnahme von z. B. Folia Melissae und Rhizoma Rhei) erreicht. Da, wo sie nicht erreicht werden, sind vielleicht die analytischen Methoden nicht optimal, da, wie z. B. bei Rheum, die gleiche Droge nach der Methode im DAB 7 bestimmt, den dort gestellten Anforderungen entspricht.

Sind nun alle Punkte, die in einer Monographie vorgeschrieben sind, an der Droge überprüft worden, so wird eine ausreichende Menge an Droge als Rückstellmuster beiseite gestellt und eine Abschlußbeurteilung aufgrund der vorliegenden Ergebnisse vorgenommen, die folgendermaßen aussehen kann:

1. *Die Droge hat in allen Punkten der Monographie entsprochen.*
   Die Partie wird mit einer grünen Karte, auf der die Partie-Nr., der Artikel, das Freigabedatum und die Codierungs-Nr. steht, versehen und entweder eingelagert, an den Kunden ausgeliefert oder aber zur weiteren Verarbeitung freigegeben.
2. *Die Droge hat z. B. in bezug auf den Gehalt an Feuchtigkeit oder aber den Gehalt an Asche nicht entsprochen.*
   Hier wird aufgrund der im Hause vorhandenen Erfahrungen und dem weiteren Verwendungszweck die Entscheidung getroffen:
   a) die Ware wird nachgetrocknet bzw. gereinigt.
   b) Die Ware wird z. B. eingelagert, da durch die überschrittenen Werte nicht mit einer Qualitätsbeeinflussung zu rechnen ist; die Ware wird mit einer entsprechenden Code-Nr. freigegeben.
3. *Die Gehaltsforderungen werden nicht erreicht.*
   Auch hier wird dann wieder aufgrund der Erfahrungen und der jahresbedingten Erntesituation eine, so hoffen wir, für alle Beteiligten richtige Entscheidung getroffen. Diese kann z. B. folgendermaßen aussehen:
   a) Die Droge wird nicht als Arzneimittel weitergehandelt.
   b) Die Droge wird bearbeitet und mit einer Droge mit einem höheren Gehalt eingestellt (z. B. Mentha).
   c) Die Droge wird für Extraktionszwecke verwendet, da hier eine Anreicherung des Gehaltes über das Extraktionsverfahren möglich ist.
   d) Die gesamte Partie wird gesperrt und mit einer roten Karte versehen.

Zusammenfassend kann man sagen, daß die Beurteilung von Arzneipflanzen nicht ausschließlich über nackte Zahlen erfolgen kann, sondern nur mit Hilfe der Erfahrungen und Kenntnisse des gesamten Komplexes, der bei der Anzucht des pflanzlichen Materials beginnt und sich über die Ernte, Lagerung und Bearbeitung erstreckt, erfolgen kann. Dabei ist man auf seiten des Drogenhändlers bemüht, einen praktikablen Weg zu finden, der allen Beteiligten, nämlich dem Gesetzgeber, dem Kunden und aber auch der kaufmännischen Seite Rechnung trägt.

Frauke Gaedcke

Qualitätssicherung von pflanzlichen Grundstoffen

Für pflanzliche Arzneimittel stellt, wie Ihnen bekannt ist, das Arzneimittelgesetz 1976 eine nicht leicht zu nehmende Hürde dar. Demnach muß bis zum Jahr 1990 für die sogenannten Alt-Arzneimittel, zu denen auch viele *pflanzliche* Präparate gehören, ein Antrag auf Verlängerung der Zulassung gestellt werden. In Bezug auf den Nachweis von Wirksamkeit und Unbedenklichkeit spielen die Ergebnisse der Aufbereitungskommissionen eine große Rolle. Der Nachweis der Qualität muß für jedes Arzneimittel einzeln erbracht werden. Hersteller von pflanzlichen Extrakten sind in diese Aufgabe durch den Nachweis der Qualität eingebunden, auch wenn sie *keine* Hersteller von Darreichungsformen sind. Bei Phytopharmaka kann die erwähnte Forderung naturgemäß nur erbracht werden, wenn auch die eingesetzten pflanzlichen Wirkstoffe, also die Extrakte, von gleichbleibender Qualität sind.

Unter *gleichbleibender Qualität* verstehen wir, daß das vorgegebene Qualitätsprofil des Extraktes mit seinen chemischen, physikalischen und mikrobiologischen Qualitätsmerkmalen, bei Einhaltung des festgeschriebenen Herstellungsverfahrens, *zuverlässig* — innerhalb der vorgegebenen Toleranzgrenzen — reproduziert werden kann.

Wie können wir nun bei einem so schwierigen Ausgangsstoff wie der pflanzlichen Droge diese Qualität garantieren, die naturgemäß so vielen Schwankungen unterliegt?

Hinweise für unser Vorgehen erhalten wir z. B. aus den „Revidierten Grundregeln für die ordnungsgemäße Herstellung von Arzneimitteln und die Sicherung ihrer Qualität", einschließlich der „Richtlinien für die Herstellung und Kontrolluntersuchungen im Lohnauftrag", herausgegeben von der „Pharmaceutical Inspection Convention", oder auch dem Entwurf der „Betriebsordnung für pharmazeutische Unternehmer". Wir müssen uns hierbei allerdings vor Augen halten, daß diese Standardregeln aus vielerlei Gründen auf die Herstellung von Extrakten aus pflanzlichem Material nicht in vollem Umfang übertragbar sind. Auf diese Problematik ist schon vielfach hingewiesen worden, zuletzt im APV-Seminar in Darmstadt mit dem Thema „GMP-Validation bei der Herstellung von pflanzlichen Extrakten". Grundvoraussetzung für eine gleichbleibende Qualität ist ein gut funktionierendes *Qualitätssicherungssystem* (Abb. 1).

```
                Qualitätssicherung von pflanzlichen Grundstoffen          | Fertigarzneimittel
                              |                                           |
                             Was?                                         |
                     ┌────────┼─────────┬──────────┐                      |
                     │        │         │          │                      |
              ┌──────┴─────┐ ┌┴──────┐ ┌┴────────┐ ┌┴──────────┐          |
              │Ausgangsma- │ │Einri- │ │Herstell-│ │Pflanzlicher│  ◄──────
              │ terialien  │ │chtun- │ │verfahren│ │Grundstoff  │         |
              │            │ │gen    │ │         │ │            │         |
              └────────────┘ └───────┘ └─────────┘ └────────────┘         |
                              Wie?                                        |
                           Validieren                                     |
                     ┌────────┼─────────┬──────────┐                      |
                     ▼        ▼         ▼          ▼                      |
```

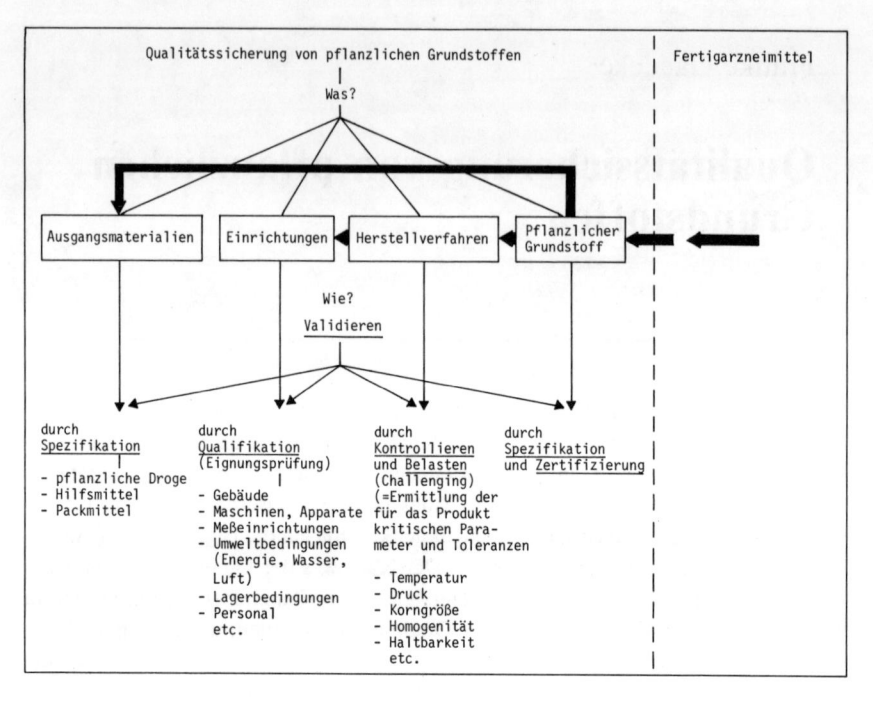

durch   durch   durch   durch
Spezifikation   Qualifikation   Kontrollieren   Spezifikation
  | (Eignungsprüfung) und Belasten   und Zertifizierung
- pflanzliche Droge | (Challenging)
- Hilfsmittel   - Gebäude   (=Ermittlung der
- Packmittel   - Maschinen, Apparate für das Produkt
                   - Meßeinrichtungen kritischen Para-
                   - Umweltbedingungen meter und Toleranzen
                     (Energie, Wasser, |
                     Luft)   - Temperatur
                   - Lagerbedingungen - Druck
                   - Personal   - Korngröße
                     etc.   - Homogenität
                                       - Haltbarkeit
                                         etc.

Was verstehen wir hierunter?

Anders als früher dienen heute nicht mehr nur Laboruntersuchungen der Qualitätssicherung, sondern auch die Beurteilung der Qualität aufgrund festgelegter, validierter Herstellprozesse, dieses aus der oft zitierten Erkenntnis heraus, daß „Qualität nicht in ein Produkt hineingeprüft werden kann, sondern *produziert* werden muß".

Das Qualitätssicherungssystem umfaßt die vorherige Planung, Auswahl und Festlegung aller Qualitätsmerkmale, die Auswahl geeigneter Einrichtungen und qualifizierter Mitarbeiter, aber auch die Steuerung und Absicherung der Verfahren mit dem Ziel, daß ein Produkt mit dem geforderten Qualitätsprofil resultiert. Bei der sich anschließenden Qualitätsprüfung wird dann im nachhinein nur noch festgestellt, daß der gewünschte Erfolg in allen Parametern innerhalb der vorgegebenen Toleranzgrenzen eingetreten ist.

Wie sieht die Qualitätssicherung in der Praxis aus?

Da Extrakthersteller als Auftragnehmer *nicht* Inverkehrbringer im Sinne des Arzneimittelgesetzes sind, wird das geforderte Qualitätsprofil des pflanzlichen Extraktes, das sich aus dem Wirkprofil des Fertigarzneimittels ergibt, entweder vom Auftraggeber vorgegeben oder in Zusammenarbeit mit der Entwicklungsabteilung erarbeitet. In einer Spezifikation, die Bestandteil eines Vertrages zwischen *Auftraggeber* und

Auftragnehmer ist, werden die Qualitätsmerkmale mit den geforderten Sollwerten und Schwankungsbreiten einschließlich der Prüfvorschriften zusammengestellt. Im positivsten Fall umfaßt das Qualitätsprofil eines solchen Extraktes, abgeleitet von den Vorschriften der Arzneibücher, folgende Parameter:
1. Chemische Parameter:
   — Identität
   — Reinheit
   — Gehalt an Wirk- oder Leitsubstanz
   — Haltbarkeit
2. Physikalische Parameter:
   — Trockenrückstand bzw. Trocknungsverlust
   — Schüttgewicht
   — Kornstruktur
   — Rieselfähigkeit
3. Mikrobiologische Parameter:
   — Anzahl der Gesamtkeime, Hefen- und Schimmelpilze
   — Abwesenheit von pathogenen Leitkeimen entsprechend den FIP-Richtlinien für Oralia.

Bei dieser Aufzählung wird klar erkennbar, daß die *chemischen* Daten des Endproduktes gewissermaßen rückwirkend die erforderliche Qualität der Ausgangsmaterialien, vor allem also der Drogen, aber auch der Hilfsstoffe und Packmittel bestimmen. Die *physikalischen* und *mikrobiologischen* Parameter legen dagegen vor allem die Auswahl der Hilfsmittel und Maschinen und die Steuerung der einzelnen Arbeitsschritte fest. Alle diese Kriterien finden Niederschlag in der zwischen Entwicklungs- und Herstellungsleiter gemeinsam abgestimmten schriftlichen Herstellungsvorschrift. Sie beruht auf den Erkenntnissen langjähriger Erfahrung in der Extraktherstellung und Versuchen im Labor- und Technikumsmaßstab und ist ebenfalls Bestandteil des mit dem Auftraggeber vereinbarten Vertrages.

Qualitätssicherung der Ausgangsmaterialien

Die geforderte Beschaffenheit der Ausgangsmaterialien ergibt sich aus der Herstellvorschrift, und zwar über die dort angegebenen Artikelnummern und die für diese festgeschriebenen Produktspezifikationen.

Grundsätzlich kann gesagt werden, daß die Ausgangsmaterialien so beschaffen sein müssen, daß das Endprodukt — im geschilderten Fall also der Extrakt — bei festgelegtem Verfahren zuverlässig und reproduzierbar hergestellt werden kann. Die Ausgangsmaterialien müssen, wie Feltkamp sagt, „die sogenannte *erforderliche* Qualität besitzen und keine Qualitätsmerkmale, die für den Endextrakt nicht relevant sind".

Man muß sich gerade hier vor einer „Übervalidierung" schützen, da man sich sonst bei dem ohnehin schon sehr schwierigen Ausgangsstoff der Pflanze unnötige

Probleme schafft. Zudem sind weder Auftraggeber noch später der Patient gewillt, Qualitäten zu bezahlen, die nicht gefordert werden. Dies wäre auch nicht im Sinne der allseits verlangten Kostendämpfung.

Das besagt also auch, daß Drogen für die Extraktherstellung nicht notwendigerweise *alle* Arzneibuchkriterien erfüllen müssen, wie es immer wieder verlangt wird.

Am folgenden Beispiel soll dies erläutert werden:

Gefordert wird ein wäßriger Salbei-Extrakt, der auf Gerbstoffe standardisiert ist. Wichtigste Kriterien für die zu beschaffende Ausgangsdroge sind die *Identität* und *die Höhe des Gerbstoffgehaltes,* nicht aber — wie das Arzneibuch fordert — der Gehalt an ätherischem Öl, da dieses bei wäßriger Extraktion und sich anschließender Eindampfung und Trocknung bei erhöhten Temperaturen ohnehin nicht mehr im Endextrakt vorhanden ist. Das ätherische Öl zählt in *diesem Fall* also nicht zu den relevanten Parametern, so daß es insbesondere unter Einbeziehung der wirtschaftlichen Gesichtspunkte nicht zu berücksichtigen ist. Gerade das möchte Oeser ja auch zum Ausdruck bringen, wenn er sagt: „Validierung schafft Freiraum, wo enge Grenzen nicht begründet sind".

Die für die Ausgangsdroge relevanten Qualitätsmerkmale werden in einer Drogenmonographie, einschließlich der Angaben der Prüfmethoden und Toleranzgrenzen, festgeschrieben und von *Auftraggeber* und *Auftragnehmer* schriftlich gebilligt.

Bei Drogen werden für die geforderten Werte üblicherweise Mindestwerte festgeschrieben.

Bedingt durch die große Heterogenität des pflanzlichen Ausgangsmaterials ist es jedoch häufig sehr schwierig, die erforderliche Qualität im Markt zu erhalten.

Hilfen hierbei können sein:

1. Drogenbeschaffung aus pflanzlichem Anbau
2. Beschaffung von Drogen aus möglichst nur einer Provenienz; die Droge sollte zum gleichen Zeitpunkt geerntet und nach gleichen Verfahren aufgearbeitet sein.
3. Mischen von Drogenpartien mit verschiedener quantitativer Zusammensetzung.

Bei einer Verarbeitung von Drogen im Gewichts-Tonnenmaßstab kommt man hiermit jedoch nur sehr bedingt weiter, da nur wenige Drogenarten angebaut werden und außerdem die notwendigen Mengen selten aus nur einer Provenienz und damit nach gleichen Aufbereitungsverfahren bezogen werden können.

So kommt es oft zu einer Vielzahl von Vorab-Musterprüfungen, bis endlich die gewünschte Qualität auf dem Weltmarkt gefunden werden kann.

Auf die Schwierigkeiten der repräsentativen Musterziehung, die auch für uns ein großes Problem darstellt, möchten wir an dieser Stelle nicht mehr eingehen.

Welche Untersuchungen werden nun bei Drogen vorgenommen, um ihre Qualität zu sichern?

Wichtigste Prüfung ist der Nachweis *der Identität.* Abgesehen von der makroskopischen Betrachtung und, wenn nötig auch der mikroskopischen Untersuchung, wird die Identität mit Hilfe der Dünnschicht-, Gas- oder Hochdruckflüssigkeitschromatographie festgestellt. Hierbei reicht jedoch der Nachweis bekannter Inhaltsstoffe mit Hilfe von Referenzsubstanzen nicht aus. Eine Freigabe kann nur *dann* erfolgen, wenn der *gesamte* Fingerprintbereich mit dem authentischer Drogen übereinstimmt. Nur so kann man sichern, daß nicht nur die Wirk- und Leitsubstanzen, sondern auch die übrigen Begleitstoffe in gleichbleibendem Maße vorhanden sind. Verfälschungen oder vor allem Beimengungen von anderen Drogen, die — soweit sie bekannt sind — zusätzlich mitlaufen, können so eindeutig erkannt und ausgeschlossen werden. Die modernen, physikalischen Methoden gestatten zudem gleichzeitig eine Aussage über die quantitative Zusammensetzung der Drogen, so daß in verschiedenen Fällen die Identitäts- und Gehaltsprüfung aus ein und derselben Probe vorgenommen werden können. Die Vorschriften für Drogen-Untersuchungen sind, wenn möglich, den Arzneibüchern oder sonstiger moderner Literatur bzw. hauseigenen Monographien zu entnehmen.

Kann die Identität *nicht* nachgewiesen werden, entfallen somit alle weiteren Untersuchungen. Im positiven Falle jedoch schließt sich nun die quantitative Beurteilung der Droge an.

Hierbei muß unterschieden werden zwischen Drogen, bei denen
1. ein Wirkstoff oder eine Wirkstoffgruppe bekannt ist,
2. keine Wirkstoff bzw. Wirkstoffgruppe, jedoch eine Leitsubstanz bestimmbar ist und schließlich
3. weder Wirkstoff noch Leitsubstanz faßbar sind.

Im ersten Fall, also bei Kenntnis von Wirkstoffen, kann die *quantative* Qualitätssicherung relativ eindeutig über eine Gehaltsbestimmung erfolgen.

Welche der Wirkstoffe dabei — ob ein einzelner oder eine gesamte Wirkstoffgruppe — erfaßt werden sollen, *welche* Mindestmengen erreicht werden müssen und *nach welcher* Methode zu analysieren ist, ergibt sich rückwirkend aus der Spezifikation des Endextraktes bzw. der therapeutischen Anwendung des Fertigarzneimittels.

Wird der vorgeschriebene Gehalt *nicht* erreicht, so muß dies nicht notwendigerweise zur Sperrung führen, da sehr häufig die Möglichkeit besteht, die Drogenpartie mit einer höherwertigen Charge zusammen zu verarbeiten, so daß im Endextrakt dennoch der geforderte Gehalt gewährleistet werden kann.

Wesentlich schwieriger gestaltet sich die Qualitätssicherung bereits im zweiten Fall, d. h. wenn zwar die therapeutische Wirkung der Droge bzw. des aus ihr hergestellten Extraktes erwiesen ist, jedoch die dafür verantwortlichen Inhaltsstoffe noch nicht bekannt und daher analytisch nicht faßbar sind.

Beispiele hierfür sind Herba Orthosiphonis, Radix Ononidis oder Echinaceae. Hier behilft man sich mit der viel besprochenen Leitsubstanz, also einem möglichst charakteristischen und analytisch gut faßbaren Inhaltsstoff der Droge, der auch *in* den bei der Zulassungsbehörde gemeldeten Endextrakt übergeht.

Gebräuchliche Leitsubstanzen sind heute z. B. das Sinensetin in Herba Orthosiphonis, das Echinacosid in Radix Echinaceae angustifoliae oder die Cyclopentensesquiterpene in Radix Valerianae officinalis.

Wir sind uns darüber im klaren, daß die Leitsubstanzen keinerlei Garantie für eine gleichbleibende therapeutische Wirkung geben können. Durch sie ist den Extraktherstellern jedoch eine Hilfe gegeben, um die Gleichmäßigkeit der Qualität der Ausgangsdroge zumindest in Bezug auf diesen *charakteristischen* Inhaltsstoff zu überprüfen. Weiterhin ist eine Möglichkeit geschaffen, den gesamten sich anschließenden Herstellungsprozeß bis hin zum Endextrakt und Fertigarzneimittel quantitativ zu kontrollieren. Hierin sehen wir einen großen Fortschritt in der Festlegung von Leitsubstanzen.

Noch schwieriger wird die Qualitätssicherung im letzten genannten Fall, d. h. wenn — zumindest zum heutigen Zeitpunkt — weder Wirk- noch Leitsubstanzen bekannt bzw. analytisch bestimmbar sind.

Beispiele hierfür sind Viscum album oder Sabal serrulata.

Hier kann neben der Identität auf analytischem Wege eine gewisse Gleichmäßigkeit über die anschließend zu besprechende Bestimmung des *Gesamtextraktivstoffgehaltes* erfolgen.

Bei allen Drogen wird hierbei summarisch *die* Menge an Inhaltsstoffen ermittelt, die bei vorgegebenem Lösungsmittel und Verfahren extrahierbar ist. Als Lösungsmittel wird dabei grundsätzlich das bei der späteren Extraktzubereitung verwendete Auszugsmittel eingesetzt. Auf diese Weise erhält man in allen Fällen eine *quantitative Angabe über die Summe* aller im Extrakt vorliegenden Inhaltsstoffe. Für jeden Extrakt müssen auch hier bestimmte Mindestanforderungen eingehalten werden.

Erwähnen müssen wir an dieser Stelle auch — ohne dies weiter vertiefen zu wollen —, daß die analytischen Verfahren zur Ermittlung der *qualitativen* und *quantitativen* Werte validiert sein müssen. Das bedeutet, daß die zur Qualitätsbeurteilung ausgewählten Methoden *spezifisch, richtig* und *reproduzierbar* sein müssen, um eine zuverlässige Aussage treffen zu können. Hilfsmittel hierfür ist z. B. die Berechnung der Standardabweichung. Sie gibt Auskunft über die Fehlerbreite der Methode. Unter gleichzeitiger Berücksichtigung der natürlichen Schwankungsbreite der Ausgangsmaterialien, ergeben sich hierdurch die Toleranzgrenzen der Spezifikation.

Mikrobiologische Untersuchungen und Pestizidrückstandsbestimmungen werden routinemäßig in Ausgangsdrogen, die zu Extrakten verarbeitet werden, nicht durchgeführt, sondern erst im Endextrakt.

Bezüglich der Mikrobiologie *muß* davon ausgegangen werden, daß Drogen stark kontaminiert sind, da üblicherweise keine behandelte Ware eingesetzt wird. Aufgabe der Extraktherstellung ist es vielmehr, während des Herstellprozesses ausreichende, keimreduzierende Maßnahmen und Kontrollen einzuschalten, damit die gewünschte mikrobiologische Reinheit im Endextrakt garantiert werden kann.

Auch Pestizieduntersuchungen werden derzeitig in Ausgangsdrogen für Extraktherstellung nicht routinemäßig geprüft, da sie wenig Auskunft über den Gehalt an Rückständen im Endextrakt geben können. Dieser hängt in erster Linie von der Art des eingesetzten Auszugsmittels ab, so daß eine *sinnvolle* Prüfung nur am Endprodukt erfolgen kann. Es sei bereits hier angemerkt, daß wir bei unseren Rückstands-Prüfungen in keinem Fall die Pflanzenschutzmittel-Höchstmengen-Verordnung vom 24. Juni 1982 überschritten haben.

Alle Untersuchungsergebnisse werden auf Prüfungsprotokollen, die die genaue

Bezeichnung der Droge, die spezifische Artikel- und Chargennummer und Angaben über den Lieferanten der Droge enthalten, vom Prüfer eingetragen und mit Unterschrift und Datum abgezeichnet. Durch Vergleich der Untersuchungsdaten mit den Sollwerten der Produktspezifikation entscheidet der Kontrolleiter über Freigabe oder Sperrung, d. h. Zurückweisung der Drogenpartie. Er dokumentiert dies mit Datum und Unterschrift.

Für die Materialwirtschaft hat die Freigabe den Übergang der Droge aus der Quarantäne ins Lager und die Umwandlung der roten Sperretiketten auf den einzelnen Gebinden in grüne Freigabeetiketten zur Folge.

Zu den weiteren Ausgangsmaterialien gehören *die Hilfsstoffe* und *Packmittel*, auf die wir aber hier aus Zeitgründen nicht näher eingehen möchten. Auch sie werden bei jedem Wareneingang entsprechend den in Produktspezifikationen festgelegten chemischen und mikrobiologischen Anforderungen untersucht.

Nicht unerwähnt lassen möchten wir, daß Auftragsfertigern Hilfsstoffe oder auch Drogen — in manchen Fällen bereits im freigegebenen Zustand mit Zertifikat — vom Auftraggeber beigestellt werden. In solchen Fällen kann man sich mit der Überprüfung der Identität und der Anfertigung von Rückstellmustern begnügen.

Qualitätssicherung von Einrichtungen

Es wurde bereits erwähnt, daß neben der Qualitätsprüfung der Ausgangsmaterialien auch *alle Einrichtungen* und *das Verfahren* selbst einen wesentlichen Einfluß auf die Qualität ausüben. Unter Einrichtungen verstehen wir hierbei sowohl die technischen wie auch personellen, also Gebäude, Maschinen und Apparate, Energie, Wasser, Luft und Personal.

Allen Einrichtungen ist gemeinsam, daß sie hinsichtlich der Eignung für den gewünschten Herstellprozeß und damit für die Qualität des Endproduktes *ausgewählt*, *überprüft* und *festgelegt* werden müssen.

Bezüglich der Gebäude können Extrakthersteller sich — bedingt durch stark verunreinigte Ausgangsdrogen und Arbeiten im Tonnenmaßstab — nicht in vollem Umfange an die in den WHO-Richtlinien festgelegten Regeln der „guten Herstellungspraxis" halten, die zumeist für die Herstellung von Darreichungsformen konzipiert wurden.

Oberstes Ziel ist jedoch in *jedem* Falle die Vermeidung von Außeneinflüssen und Crosskontaminationen. Fertigungsprozesse müssen dabei nicht grundsätzlich in getrennten Räumen ablaufen. Es kann z. B. nach dem Prinzip „des in sich geschlossenen Systems" gearbeitet werden. Hierbei wird die Reinraumtechnik in die Produktionsanlagen selbst verlegt, so daß weder Emission noch Immission erfolgen kann.

Bei jedem Arbeitsschritt wird das Produkt hierbei in einem V-A-Container fest an der Verarbeitungsanlage angeschlossen, durchläuft den jeweiligen Prozeß in dem vollständig nach außen abgeschlossenen System, um dann in einem ebenfalls fest angeschlossenen Leercontainer aufgenommen zu werden. Damit ist eine Beeinflussung von außen (z. B. Verunreinigungen durch Staub oder Feuchtigkeit oder *sogar durch Fremdextrakte*) ausgeschlossen.

In dieser Form gelangt das Produkt über alle einzelnen Herstellungsstufen hinweg letztlich über eine automatische Abfüllung in die Endgebinde. Derartige Anlagen sind nach vorgegebenem Reinigungsprogramm gut zu säubern und zu desinfizieren und beugen somit mikrobiologischen Verunreinigungen vor.

Selbstverständlich müssen auch die ausgewählten Maschinen und Apparate für den Herstellprozeß geeignet sein. Sie müssen z. B. mit den notwendigen Meß- und Regeleinrichtungen ausgestattet und kalibriert sein, damit die wichtigen, prozeßbestimmenden Parameter wie Temperatur, Druck und Zeit *zuverlässig* und *reproduzierbar* erfaßt werden können.

Es versteht sich von selbst, daß auch das Personal im Betrieb und Labor die notwendige *Qualifikation* besitzen muß, um die ihm zugedachten Aufgaben zu erfüllen. Hierzu muß das Personal ständig geschult und weitergebildet werden.

Qualitätssicherung beim Herstellverfahren

Das Herstellverfahren ist — wie bereits erwähnt — in der Herstellvorschrift für jeden Extrakt detailliert festgeschrieben. Neben der Artikelbezeichnung und Artikelnummer des Extraktes, den einzusetzenden Mengen an Ausgangsmaterialien einschließlich ihrer Qualitätsmerkmale, sind hier validierte Angaben über die einzelnen Arbeitsschritte in der Produktion zu finden.

Validiert sind hierbei die Parameter, die die Qualität des Endextraktes beeinflussen. Die vorgegebenen Bandbreiten ergeben sich dabei aus einer Vielzahl von Versuchsläufen in der Entwicklungs- und Produktionsphase.

Sie geben *die* Grenzen an, die notwendigerweise eingehalten werden müssen, um das vorgeschriebene Qualitätsprofil zuverlässig reproduzieren zu können.

Zu validieren sind z. B.
- Zerkleinerung und Mahlung der Drogen
- Extraktions- und Eindampfungsverfahren
- Ausbeuteerwartung
- Trocknungs-, Mahl- und Mischungsarten
- Keimreduzierungsmaßnahmen
- Inprozeßkontrollen
- Reinigungs-, Lagerungs- und Sicherheitsmaßnahmen
- Qualität des Endproduktes.

Besondere Bedeutung bezüglich der Qualitätssicherung bei pflanzlichen Extrakten haben *die Inprozeßkontrollen*. Die Kontrolle z. B. des nach Extraktion und Eindampfung gewonnenen Primärextraktes ist die erste Möglichkeit zur Überprüfung einer *wirklich homogenen* Charge. Damit kann hier erstmals eine eindeutige Beurteilung der Droge im Hinblick auf den herzustellenden Endextrakt erfolgen.

Auch für die Überprüfung der Effektivität der eingeschalteten keimreduzierenden Maßnahmen und den Nachweis der Freiheit von Restlösungsmitteln sind Inprozeßkontrollen unerläßlich.

Bei der Extraktherstellung werden alle Arbeitsschritte in der Produktion auf Herstellungsprotokollen, einschließlich der gemessenen physikalischen und chemischen Daten, dokumentiert. So kann zu jedem Zeitpunkt der genaue Herstellungsablauf wiedergegeben und zurückverfolgt werden.

Der aufsichtsführende Meister überprüft die Herstell- und Wiegeprotokolle auf Richtigkeit der Angaben, und der Herstelleiter dokumentiert die ordnungsgemäße Herstellung mit Datum und Unterschrift.

Zur Vermeidung einer aufwendigen, doppelten Dokumentationsführung ist es in vertraglicher Absprache mit den Auftraggebern üblich, daß die gesamte Herstelldokumentation in den Händen des Auftrag*nehmers* verbleibt.

Der Auftraggeber erhält jedoch mit jeder ausgelieferten Charge einen sogenannten *„Auszug aus dem Herstellprotokoll mit genauer Mengendokumentation".* Alle anderen Angaben ergeben sich aus der im Vertrag festgelegten Herstellvorschrift. Sollten während der Produktion Schwierigkeiten auftreten, die eine Abweichung vom festgeschriebenen Verfahren notwendig machen, so wird diese grundsätzlich nur mit *schriftlicher Genehmigung* des Auftraggebers durchgeführt.

Qualitätssicherung des Endextraktes

Bei der abschließenden *Qualitätsprüfung* wird nun festgestellt, ob das gewünschte Qualitätsprofil des Extraktes erreicht worden ist. Nach festgelegtem Probenziehungsplan werden Proben zur chemisch-physikalischen und mikrobiologischen Kontrolle gezogen. Begleitet werden die Proben vom Prüfungsprotokoll.

Unter Berücksichtigung der jeweiligen Produktspezifikation sind *die* Untersuchungsarten und Methoden vorgedruckt, die für den betreffenden Extrakt vorgenommen werden müssen. Durch Vergleich der in der Spezifikation erarbeiteten und mit dem Auftraggeber vereinbarten Validierungen erfolgt der Freigabe- oder Zurückweisungsbeschluß durch den Kontrolleiter. Der Beschluß wird mit Datum und Unterschrift dokumentiert. Die ermittelten Prüfungsdaten werden im chargenbezogenen Analysenbericht an den Auftraggeber weitergeleitet.

Der zwischenzeitlich in Quarantäne befindliche mit roten Sperretiketten versehene Extrakt wird durch die Freigabe des Kontrollabors nach Umwandlung der Sperretiketten in grüne Freigabeetiketten zur Auslieferung bereitgestellt.

Die Handhabung zurückgewiesener Extrakte wird zwischen Herstellungs- und Kontrolleiter gemeinsam entschieden. Ein gut funktionierendes Qualitätssicherungssystem hat jedoch zwangsläufig auch eine Verringerung der Zurückweisungen und damit oft kostenaufwendiger Umarbeitungen oder gar Vernichtungen zur Folge. Andernfalls sind die eingeschalteten Validierungen der Ausgangsmaterialien, Einrichtungen und Verfahren nicht zufriedenstellend oder in ausreichendem Umfang erfolgt. In diesem Fall muß eine *Revaldierung* vorgenommen werden.

Die Überwachung der reproduzierbaren Qualität obliegt der Landesbehörde. Sie prüft, ob der Hersteller die Qualität mit Hilfe GMP-gerechter Einrichtungen und GMP-gerechter Herstellung ausreichend sichert. Nur dann kann schließlich auch die Herstellerlaubnis nach § 14 AMG erfolgen.

Damit Qualitätssicherung bei der *„Herstellung und den Kontrolluntersuchungen im Lohnauftrag"* gewährleistet werden kann, müssen — wie bereits mehrfach angesprochen — zwischen *Auftraggeber* und *Auftragnehmer* die Verantwortlichkeiten, die Herstell- und Prüfvorschriften und die einzelnen Spezifikationen schriftlich in einem Vertrag festgelegt werden. Der Überwachungsbehörde dient dieser Vertrag gleichzeitig als Grundlage für seine Überprüfung der Qualitätssicherheit. Dem Auftragnehmer bleibt es dabei jedoch überlassen, ob er *sämtliche* Details der Extraktfertigung dem Auftraggeber mitteilen will. Zur *vollständigen* Offenlegung ist er nur den Kontrollbehörden beider Vertragspartner verpflichtet.

Die Einhaltung der GMP-Richtlinien und Validierungen sind auch notwendige Voraussetzungen für die gegenseitige Anerkennung von Inspektionen. Durch den Beitritt der Bundesrepublik zur Pharmaceutical Inspections Convention finden künftig Fremdinspektionen durch Inspektoren der Mitgliedstaaten nicht mehr statt.

Notwendige Voraussetzung ist aber auch, daß *Herstellung* und *Analytik* laufend dem Stand der Technik und Wissenschaft angepaßt werden. Die Qualitätssicherung ist damit ein dynamischer Prozeß. Mit Hilfe neuer analytischer Meßmethoden z. B. wie HPLC, HPLC-MS-Kopplung etc. werden die Methoden gerade auf dem pflanzlichen Gebiet ständig selektiver und zuverlässiger. Da, wo früher unspezifische Gruppen mit Farbreaktionen als Summe erfaßt wurden, wird heute selektiv ein einzelner Wirkstoff oder die Summe eindeutig definierter Wirkstoffgruppen ermittelt. Die Änderung der Kontrollmethoden hat jedoch zwangsläufig auch eine Änderung der gesamten Herstellprozesse, der Inprozeßkontrollen bis hin zur Ausgangsdroge zur Folge.

In Absprache zwischen Auftraggeber und Auftragnehmer müssen damit alle Validierungen schriftlich neu festgelegt werden mit dem Ziel, die Qualität des pflanzlichen Grundstoffes und schließlich des Fertigarzneimittels noch sicherer zu machen.

Schlußbetrachtung

Alles zusammenfassend kann eine Qualitätssicherung von pflanzlichen Grundstoffen nach heutigem Erkenntnis- und Wissensstand erreicht werden, wenn die vorgetragenen Grundregeln sinn- und sachgemäß angewendet werden. Wir müssen uns aber auch darüber im klaren sein, daß es eine *absolute* Sicherheit nicht gibt. Häufig decken neue Erkenntnisse Irrtümer und Unterlassungen von gestern auf. In der von uns überschaubaren Zeit haben wir oft genug erkennen müssen, daß wirksame Pharmaka auch pathogene Eigenschaften entfalten können, die dann unter Abwägung der Nutzen/Risiko-Analyse eliminiert werden mußten.

Daher möchte ich mit dem bekannten Satz schließen:
Qualitätssicherung so gut wie irgend möglich, aber nur so viel wie nötig.

Literatur

(1) Revidierte Grundregeln für die ordnungsgemäße Herstellung von Arzneimitteln und die Sicherung ihrer Qualität, Dokument PH 3/83, Juni 1983, EFTA-Sekretariat, 9—11 rue de Varembé, CH-1211 Geneva 20
(2) Entwurf der Betriebsordnung für pharmazeutische Unternehmer, Dtsch. Apoth. Ztg. *123*, 2505 (1983)
(3) Hanke, G., Qualität pflanzlicher Arzneimittel, Paperback APV Bd. 11, Wissenschaftliche Verlagsgesellschaft mbH, Stuttgart
(4) Richtlinie für Herstellung und Kontrolluntersuchungen im Lohnauftrag, Dokument PH 3/76, Mai 1976, EFTA-Sekretariat, 9—11 rue de Varembé CH-1211 Geneva 20
(5) Grundregeln für die Herstellung von Wirkstoffen und die Sicherung ihrer Qualität, Pharm. Ind. *43*, 537 (1981)
(6) Feltkamp, H., Welche Qualität fertigt die pharmazeutische Industrie?, Dtsch. Apoth. Ztg. *122*, 562 (1982)
(7) Harnischfeger, G. et al., Prüfung und Standardisierung von Drogen und Extrakten, Pharm. Ind. *45*, 793 (1983)
(8) Gesetz zur Pharmazeutischen Inspections-Convention-PIC, Pharm. Ind. *45*, 819 (1983)
(9) Prozeß-Validation, Pharm. Ind. *42*, 1202 (1980)

Richard Dirscherl

Qualitätssicherung durch Dokumentation des Herstellungsverfahrens

Die Qualitätssicherung durch die Dokumentation des Herstellungsverfahrens ist ein hoch aktuelles Thema vor allem für Hersteller von komplexen Phytopharmaka. Die Anerkennung dieser Möglichkeit der Qualitätssicherung berührt die Existenz vieler Firmen.

Die Qualitätssicherung der pflanzlichen Kombinationspräparate liegt nämlich in erster Linie im Bereich der Produktion. Somit ist die Dokumentation des Herstellungsverfahrens auch die entscheidende Basis für deren Qualität.

Besteht eine rechtliche Grundlage?

Dazu die Antwort des Gesetzgebers in § 4 Abs. 15 AMG: Danach ist Qualität die Beschaffenheit eines Arzneimittels, die nach Identität, Gehalt, Reinheit, sonstigen chemischen, physikalischen, biologischen Eigenschaften oder durch das Herstellungsverfahren bestimmt wird. Damit ist die Qualitätssicherung durch das Herstellungsverfahren kein Ausweg mit Negativgewichtung sondern eine anerkannte Und-Alternative. Auch der Gesetzgeber sieht durch das Herstellungsverfahren einen ausreichenden und gangbaren Weg zur Sicherung der Qualität, sonst hätte er diese Möglichkeit wohl nicht angeboten. Durch diese gesetzliche Alternative sollen auch diejenigen Präparate, bei denen eine qualitative und quantitative Bestimmung nicht durchführbar ist, der Phytotherapie weiterhin erhalten bleiben. Deshalb ist es unsere Pflicht, den vorgegebenen gesetzlichen Rahmen hierfür voll zu nutzen.

Welche Voraussetzungen sind erforderlich?

Mittels der Dokumentation des Herstellungsverfahrens wird jedoch nur dann eine Qualitätssicherung zu erreichen sein, wenn eine gründliche Qualitätsplanung unter besonderer Beachtung der Galenik vorausgegangen ist und wenn das Herstellungsverfahren aufgrund von kontinuierlichen Inprozeßkontrollen gesteuert wird.

Diese Ausnahmeregelung der Qualitätssicherung ist also für Arzneimittel vorgesehen, bei denen weder ein Wirkstoff, noch eine drogenspezifische Leitsubstanz bestimmt werden kann, ferner, wenn ein großer analytischer Aufwand sachlich nicht begründet ist. Ein übertriebener Anspruch an die Analytik liegt jedenfalls dann vor, wenn er mit dem Rechtsgrundsatz der Verhältnismäßigkeit nicht in Einklang zu bringen ist. Das ist z. B. dann der Fall, wenn schwierige analytische Bestimmungen vom therapeutischen Standpunkt aus irrelevant sind.

Wo beginnt die Dokumentation?

Die Schwierigkeit der Qualitätssicherung liegt häufig schon bei den Ausgangsdrogen, denn selbst bei vielgebrauchten Heilpflanzen wie Löwenzahn, Brennessel und Mistel ist das eigentliche wirksame Prinzip meist nicht genau bekannt und deshalb auch mit modernsten Geräten nur teilweise erfaßbar. Daher darf die Qualitätskontrolle bei Kombinationspräparaten nicht erst beim Fertigprodukt einsetzen, sondern sie muß schon während des Herstellungsvorganges vorgenommen werden. Hierbei gilt es, die Qualität des Endproduktes bereits bei den eingesetzten Rohstoffen zu sichern. Infolgedessen beginnt die Dokumentation schon bei der Wahl des Bodens, beim Einsatz von definiertem Saatgut, bei der Festlegung des Erntezeitpunktes, bei der Trocknung, Zerkleinerung und Lagerung der Drogen. Ein wichtiges Dokument ist die anschließende pharmakognostische Prüfung auf Identität, Reinheit und Gehalt der Ausgangsdrogen. Zu den Ausgangsstoffen zählen jedoch nicht nur die Drogen, sondern auch Hilfsstoffe wie Alkohol, Wasser und Klärmittel. Die Prüfmethoden dieser Hilfsstoffe sind ebenfalls wichtige Dokumente und gehören in die Herstellungsvorschrift. Analog dazu sind die entsprechenden Prüfergebnisse ebenfalls Bestandteil des Chargenberichtes. Auch Inprozeßkontrollen sind unumgänglich. Nötigenfalls können diese mit Vormischungen erfolgen. In solchen Teilansätzen lassen sich analytisch leicht erfaßbare Stoffgruppen prüfen wie Gesamtflavonoide oder ätherische Öle. Für Auszüge aus Drogengemischen ist daher die Dokumentation des Herstellungsverfahrens die beste Möglichkeit, um die Nämlichkeit im Sinne einer Chargenkontinuität zu garantieren. Sie ist somit absolute Notwendigkeit.

Nach welchen Gesichtspunkten soll die Dokumentation erfolgen?

Als Richtlinien können die anerkannten pharmazeutischen Regeln, die GMP-Richtlinien, gelten. Der für die Qualitätssicherung entscheidende Teil dieser Richtlinien erstreckt sich auf die Dokumentation des Zubereitungs- und Verpackungsvorganges und auf die des Chargenberichtes.

Wegweisend heißt es auch in den EG-Richtlinien: „Die Verfahren und Bestimmungen sind so genau zu beschreiben, daß sie unmittelbar reproduziert werden können. Typische Fehlerbreiten sind anzugeben."

Schwerpunkt: Chargenbericht (Tab. 1)

Die Dokumentation umfaßt die Zubereitungsvorschrift und den Chargenbericht. Die Zubereitungsvorschrift legt den Herstellungsvorgang, die Spezifikation der Ausgangsstoffe und des Verpackungsmaterials fest. Der Chargenbericht ist das Kernstück der Dokumentation. Er spiegelt die konstanten Angaben der Zubereitungsvorschrift wieder. Darüber hinaus enthält er alle chargenspezifischen Daten wie Chargengröße, Datum, Analysennummer der Ausgangsstoffe, Ergebnisse der Inprozeßkontrollen und des Fertigproduktes und die Freigabeerklärung.

Eine Garantie für die Haltbarkeit?

Garantiert eine ausführliche Dokumentation des Herstellungsverfahrens auch eine langfristige Absicherung der Qualität im Sinne einer langen Haltbarkeit? Wenngleich kein sorgfältiges Herstellungsverfahren die beste Garantie für eine hohe Qualität und zugleich eine wichtige Voraussetzung für eine lange Haltbarkeit eines Produktes ist, so kann dessen Stabilität zu einem späteren Zeitpunkt durch eine lang vorausgegangene Produktion allerdings nicht mehr sichergestellt werden. Hierzu sind vielmehr zusätzliche Prüfungen erforderlich, wie Haltbarkeitsprüfungen mit den einzelnen Auszügen der Ausgangsdrogen, ferner organoleptische, physikalische, mikrobiologische Prüfungen und der chromatographische Vergleich im Fingerprintbereich mit einem authentischen Muster. Diese zusätzlichen Untersuchungen sind bei komplexen Phytopharmaka die einzige praktikable Möglichkeit, um die Haltbarkeit ausreichend zu belegen.

Gefahr durch die Prüfrichtlinien

Derzeit bedrohen die geplanten Prüfrichtlinien nach § 26 AMG die Anerkennung der Qualitätssicherung durch das Herstellungsverfahren. Diese Richtlinien sehen für alle Präparate, deren Qualitätssicherung allein durch das Herstellungsverfahren erfolgt, eine Haltbarkeitsdauer von nur einem Jahr vor. Diese einschneidende Beschränkung entbehrt jeder sachlichen Begründung. Oder liegen etwa Untersuchungen vor, die zeigen, daß Wirkstoffe im Verbund mit anderen Kombinationspartnern schon nach einem Jahr ihre Wirksamkeit verlieren? Solange dies nicht belegt ist, kommt eine derartige Beschränkung der Haltbarkeit einer pauschalen Diskriminierung der dadurch betroffenen Arzneimittel gleich. Diese Beschränkung ist willkürlich und zugleich für die Praxis unbrauchbar. Jedenfalls widerspricht die jahrzehntelange Erfahrung mit diesen Phytopharmaka der geplanten Haltbarkeitsbeschränkung. Tausende von Präparate, die nach genau dokumentierten Herstellungsschritten produziert werden, stellen auch nach einer mehrjährigen Lagerung durch ihre Wirksamkeit und Unbedenklichkeit zugleich ihre hohe pharmazeutische

Qualität unter Beweis. Da hierbei gute Erfahrungen gemacht worden sind, gibt es keinen Grund, diesen einfachen aber zuverlässigen Weg der Qualitätssicherung abzulehnen. Warum sollte ausgerechnet ein Produkt, bei dem jede Herstellungsstufe dokumentiert wird, höchstens ein Jahr lang haltbar sein? Die Haltbarkeit eines Präparates hängt schließlich nicht vom Schwierigkeitsgrad seiner Analytik ab, sondern von der Stabilität seiner Inhaltsstoffe und von seiner sorgfältigen Herstellung.

Ein praxisbewährtes und adäquates Verfahren

Die Praxis hat gezeigt, daß über die Dokumentation des Herstellungsverfahrens zusammen mit organoleptischen, chromatographischen und einfachen physikalischen Verfahren die Qualität der kombinierten Phytopharmaka ausreichend sichergestellt werden kann. Diese Sicherheitsmaßnahmen sind dem Qualitätsanspruch dieser Arzneimittel angemessen und sollten aufgrund ihrer relativ hohen Sicherheit auch als ausreichend angesehen werden. Die pharmazeutische Qualität ist auf jeden Fall angemessen, wenn das Medikament eine ausreichende Wirkung besitzt. Mit Recht beanspruchen daher diese Arzneimittel dieselbe Haltbarkeitsdauer wie vergleichbare andere Präparate.

Pharmazeutische Regeln müssen nämlich stets in Bezug zur Therapie gesehen werden. Eine pharmazeutische Regel, die therapeutisch irrelevant ist, kann keine anerkannte pharmazeutische Regel sein. Der federführende Bundestagsausschuß hat selbst eine Interpretation zu diesem Thema gegeben: „Die Verwendung des Wortes ‚angemessen‘ soll im Zusammenhang mit der Beurteilung der Qualität eines Arzneimittels deutlicher als bisher hervortreten lassen, daß der allgemeine Rechtsgrundsatz der Verhältnismäßigkeit zu beachten ist." (Zitat)

Von diesem Gesichtspunkt aus muß auch die Frage beantwortet werden, ob die Dokumentation des Herstellungsverfahrens Arzneimittel mit „gleichbleibender" Qualität garantiert.

Eine Garantie für gleichbleibende Qualität

Der Begriff „gleichbleibende Qualität" darf bei Zubereitungen aus milden Arzneipflanzen nicht zu wörtlich verstanden werden, sondern bedeutet eine Qualität, die stets innerhalb „natürlicher und sinnvoller" Grenzen liegt. Dieser Grenzbereich ist durch die therapeutischen Erfordernisse einerseits und durch die Grenzen des Machbaren andererseits abgesteckt. Der tolerierbare Wirkstoffbereich richtet sich nach dem Indikationsanspruch und nach der therapeutischen Breite des betreffenden Arzneimittels. So ist die Toleranzbreite des Morphins wesentlich niedriger anzusetzen als die eines komplexen pflanzlichen Sedativums mit Hopfen, Baldrian und Melisse. Außerdem liegt der therapeutisch relevante Wirkstoffgehalt dieser Arzneimittel nicht im Mikrogrammbereich. Unter Berücksichtigung dieser Verhältnismäßigkeit kann der Anspruch auf gleichbleibende Qualität nicht absolut, sondern nur relativ gesehen werden. Eine gleichbleibende Qualität und somit Standardisierung in diesem Sinne kann jedoch gerade durch die Dokumentation des Herstellungsverfahrens garantiert werden.

Auch im Sinne des Kostendämpfungsgesetzes

Auch im Hinblick auf das Kostendämpfungsgesetz muß die Qualitätssicherung durch Dokumentation des Herstellungsverfahrens voll befürwortet werden, denn sie ist ein kostenfreundliches Verfahren.

Ein Sicherungssystem von hohem Rang

Nach all den Ausführungen erhebt sich die Frage nach dem Stellenwert der Dokumentation des Herstellungsverfahrens im gesamten Qualitätssicherungssystem.

An vorrangiger Stelle der Qualitätssicherung steht das *Produzieren* von hoher und gleichbleibender Qualität. Gute Qualität kann nur produziert und nicht analysiert werden. Eine Qualität zu sichern bedeutet in erster Linie Arzneimittel mit hoher Qualität herzustellen. Deshalb ist das Herstellungsverfahren die wichtigste Basis der Qualitätssicherung. Der hohe Stellenwert der Dokumentation des Herstellungsverfharens spiegelt sich in seiner gesetzlichen Verankerung nach § 4 AMG ebenso wie in seiner Betonung in den GMP-Richtlinien wider. Nicht von ungefähr erstreckt sich der überwiegende Teil dieser Empfehlungen auf die Dokumentation des Herstellungsverfahrens. Hierdurch kommt der hohe Stellenwert dieser Art der Qualitätssicherung überzeugend zum Ausdruck.

Das entscheidende Dokument

Ein gleichbleibendes Herstellungsverfahren unter Einsatz von definierten Ausgangsdrogen ist die entscheidende Voraussetzung, um standardisierte Phytopharmaka zu erhalten. Die Dokumentation aller Herstellungsstufen ist deshalb zugleich das Zertifikat über den Standardisierungsvorgang eines Präparates; denn dieses lückenlose Dokument allein stellt sicher, ob das Herstellungsverfahren auch genau eingehalten wurde.

Über allem steht die persönliche Verantwortung

An dieser Stelle wollen wir auch nicht übersehen, daß hinter diesem Dokument zugleich die persönliche Verantwortung des Herstellungs- und Kontrolleiters steht. Beide dokumentieren und überwachen dadurch den gesamten Herstellungsvorgang, der beim Ausgangsmaterial beginnt und bei der abgabefertigen Packung endet. Ihre Verantwortlichkeit ist gemäß § 19 AMG nicht nur organisatorisch-innerbetrieblicher Natur sondern „öffentlich-rechtliche Verpflichtung".

Warum also noch Bedenken?

Die skeptische und manchmal sogar ablehnende Haltung gegenüber dieser Art der Qualitätsabsicherung kann ich in Anbetracht der großen Sicherheit und leichten Durchführbarkeit dieses Verfahrens nicht verstehen. Zwar kenne ich die immer wiederkehrenden Einwände, die gegen diesen Weg der Qualitätssicherung vorgetragen werden — wie z. B. große Schwankungen im Wirkstoffgehalt und schlecht kontrollierbare Haltbarkeit. Daß jedoch geringe Schwankungen im Wirkstoffgehalt bei Naturprodukten stets im Hinblick auf ihre Relevanz zur Therapie gesehen werden müssen und daß auch die Haltbarkeit durch einfache, ergänzende Prüfungen ausreichend sichergestellt werden kann, bedarf wohl keiner weiteren Erklärung mehr.

Ein Bürge für Qualität

Die Dokumentation des Herstellungsverfahrens bürgt indes nicht nur für einen ausreichend konstanten Wirkstoffgehalt, sondern zugleich für Identität und Reinheit und damit für Qualität im Sinne unseres Arzneimittelgesetzes. Sie ist daher eine wichtige Basis unserer Arzneimittelsicherheit.

Tab. 1 Dokumentation des Herstellungsverfahrens

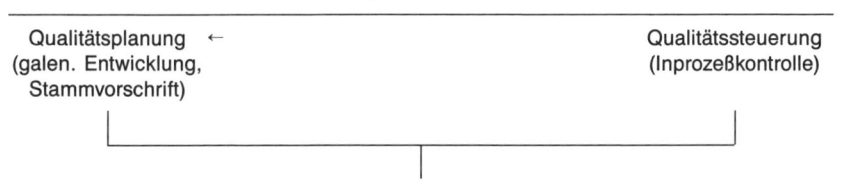

Qualitätsplanung ←	Qualitätssteuerung
(galen. Entwicklung, Stammvorschrift)	(Inprozeßkontrolle)

Herstellungs-Stammvorschrift:
Grundlage für Ch-Bericht, beschreibt qualitätsbestimmende Merkmale
a) Zubereitungsvorschrift
b) Verpackungsvorschrift
c) Analysenvorschrift

Zubereitungsvorschrift	**Chargenbericht**
(konstante Anweisungen)	(variable Daten)
	Kernstück der Dokumentation, enthält alle wesentlichen Informationen über das produzierte Arzneimittel. Zweck: Rückverfol-

	gung der Ch. bis zum Anbau des Saatgutes bzw. zum Einkauf der Rohstoffe und des Packmaterials. Lückenloser Ablauf des Herstellungsvorganges. Zugrundeliegende Herstellungsvorschrift und Verpackungsvorschrift Chargennummer Chargengröße Datum
Bezeichnung Darreichungsform Art, Menge und Qualität aller Ausgangsdrogen und Hilfsstoffe	Bezeichnung Darreichungsform Art, Menge und Qualität aller Ausgangsdrogen und Hilfsstoffe, Analysen-Nr. aller Ausgangsmaterialien, Zertifikate, pharmakognostische Prüfung.
theoretische Ausbeute zulässige Ausbeutegrenzen	tatsächliche Ausbeute Vergleich mit den zulässigen Ausbeutegrenzen
Anweisung für Herstellungsvorgang und Lagerung: Verwendete Geräte, Maschinen, Filter, Größe und Beschaffenheit der Behältnisse Reihenfolge der Zugabe von Flüssigkeit und Drogen	
Zentrifugier-Durchlaufgeschwindigkeit	Notizen über: getroffene Sicherheitsmaßnahmen, besondere Beobachtungen wie Aussehen, Geruch, Geschmack. Abzeichnen aller qualitätsbestimmten Herstellungsstufen.
Temperaturen, Extraktionsdauer Teilmengen zum Nachweis von Stoffgruppen Inprozeßkontrollen	chargenspezifische Daten eintragen gemessene Temperaturen, Extraktionsdauer Aufzeichnung über „Inprozeßkontrolle" — Ergebnisse Analysenbericht, aus dem hervorgeht, daß die Ch. mit den geschriebenen Spezifikationen übereinstimmt.
Verpackungsvorschrift*	Etikett, Faltschachtel oder Rückstellmuster Prüfung auf Unversehrtheit, Dichtsein der Verschlüsse, Füllmengenkontrolle, Kennzeichnung nach § 10, 11 AMG
Ausarbeitung durch verantwortlichen Fachmann Unterschrift des verantwortlichen Fachmannes	Freigabe oder Ablehnung der Charge Unterschrift des verantwortlichen Fachmannes Datum Aufbewahrung mindestens bis zum Ende der Laufzeit des Arzneimittels

*Verpackungsvorschrift
Spezifikation des Endbehältnisses der Etiketten und des Packmaterials

Chargenbericht über Packmaterial
Schriftliche Freigabeerklärung des Packmaterials nach Prüfung auf Identität und Übereinstimmung mit Verpackungsvorschrift,
Belege über angefordertes und herausgegebenes Packmaterial,
Vergleich der Anzahl des herausgegebenen Packmaterials mit der Anzahl der verpackten Präparate

Jürgen Reimann

Keimreduzierende Maßnahmen bei Phytopharmaka

Der mikrobiologische Zustand eines Arzneimittels ist ohne Zweifel ein wichtiges qualitätsbestimmendes Merkmal. Das Arzneimittel-Gesetz definiert dementsprechend die Qualität eines Arzneimittels mit den Kriterien Identität, Gehalt und Reinheit. Unter den Reinheitskriterien werden fremde Bestandteile, insbesondere Pestizid-Rückstände, Schwermetalle und der mikrobiologische Status verstanden. Diese Gesichtspunkte werden ebenfalls in dem Entwurf der Arzneimittelprüfrichtlinie, Teil 1: „Prüfung auf Qualität" unterstrichen. Als Leitlinie für den mikrobiologischen Zustand eines Arzneimittels, das nicht steril sein muß, gelten derzeit ganz allgemein die Vorschläge der Kommitees der FIP — „Federation Internationale Pharmaceutique", veröffentlicht in der Pharmazeutica Acta Helvetica, 51 von 1976. Hierbei werden drei Kategorien unterschieden. Die einzelnen Grenzwerte sind der Abb. 1 zu entnehmen.

Für die Gruppe III gelten dabei folgende Grenzwerte für vermehrungsfähige Keime: nicht mehr als 10^3 bis 10^4 aerobe Bakterien und 10^2 Hefen und Schimmelpilze pro Gramm bzw. ml. Außerdem wird die Abwesenheit der Risikokeime Escherichia coli, Salmonella, Pseudomonas aeruginosa und Staphylococcus aureus gefordert und verlangt, daß andere Enterobakterien nur mit weniger als 10^2 Keimen pro Gramm vertreten sind. Eine Begrenzung des mikrobiologischen Zustandes eines Arzneimittels ist sicherlich notwendig und nach heutigen hygienischen Gesichtspunkten auch selbstverständlich. Dies gilt umso mehr, wenn man sich vor Augen hält, welche gesundheitliche Folgen durch ein mit *pathogenen* Keimen kontaminiertes Arzneimittel für den Patienten entstehen können. Mikrobiologische Untersuchungen von nicht als steril zu geltenden Arzneimitteln und deren Rohstoffen werden etwa ab 1960 gezielt durchgeführt. Seit dieser Zeit sind eine Reihe von Publikationen erschienen, die sich mit dem mikrobiologischen Zustand von Fertigarzneimitteln aber auch von Rohstoffen befassen. Eine Übersicht über den Keimgehalt in einigen pharmazeutischen Rohstoffen ist in dem Buch „Sterilisation, Desinfektion und Konservierung" von K. H. Wallhäußer enthalten. Einzelne Angaben sind aus der nachstehenden Tabelle ersichtlich (s. Abb. 2).

Kategorie	Produkte	Anforderungen
1 a	Injektionspräparate	Sterilität im Sinne der Pharmakopöen
1 b	Augenpräparate Präparate zur Anwendung in normalerweise keimfreien Körperhöhlen, auf Verbrennungen und schweren Ulcera	Abwesenheit von vermehrungsfähigen Keimen in 1 g oder 1 ml
2	Präparate zur lokalen Anwendung, z. B. auf Hautverletzungen, in Nase, Rachen, Ohr, usw. (Präparate mit erhöhtem Risiko)	Grenzwert an vermehrungsfähigen Keimen: 10^2/g oder ml, darunter: — keine Enterobakterien — kein Pseudomonas aeruginosa — kein Staphylococcus aureus
3	Andere Präparate	Grenzwert an vermehrungsfähigen Keimen: —10^3—10^4 aerobe Bakterien/g oder ml —10^2 Hefen und Schimmelpilze/g oder ml Anforderungen für bestimmte Keimarten: — Abwesenheit von E. coli in 1 g oder ml in bestimmten Fällen: — Abwesenheit von Salmonellen in 1 g oder ml — Andere Enterobakterien höchstens 10^2/g oder ml — Abwesenheit von Pseudomonas aeruginosa in 1 g oder ml — Abwesenheit von Staphylococcus aureus in 1 g oder ml

Abb. 1 FIP-Vorschläge für den mikrobiologischen Zustand eines Arzneimittels

Wichtigstes Ergebnis dieser Tabelle ist, daß zahlreiche pharmazeutisch wichtige Rohstoffe zum Teil stark kontaminiert sind, d. h. mehr als 10^4 Bakterien enthalten. Hier sind in erster Linie die Stärken aber auch Gelatine, Bolus alba, Talkum und vor allem die Enzyme zu nennen. Aber auch unsere pflanzlichen Arzneimitteldrogen zählen zu dieser Problemgruppe. Bekannt ist, daß jede Droge mit einer ihr *eigenen* Mikroflora umgeben ist, wie im übrigen unsere pflanzlichen Lebensmittel ebenfalls. Andererseits kommt bei unseren Arzneipflanzen auch noch die Sekundär-Kontamination hinzu, die während der Ernte, der Lagerung und der Verarbeitung

Rohstoff		Anzahl geprüfter Chargen	Chargen mit Keimzahlen/g bzw. ml				Anzahl Chargen mit Pilzen $>10^2$/g	Entero- bakterien	Ps. aeruginosa
			$<10^2$	$>10^2$—10^3	$>10^3$—10^4	$>10^4$			
Saccharose	B	90	87	3	—	—	1	—	—
	W	72	72	—	—	—	—	—	—
Glucose	B	12	12	—	—	—	—	—	—
	W	36	36	—	—	—	—	—	—
Kartoffelstärke	B	60	27	17	12	4	5	22	4
Maisstärke	B	162	69	67	25	1	40	19	—
	W	80	79	—	1	—	4	—	—
Weizenstärke	B	340	20	51	126	143	90	1	—
Methylcellulose	B	14	12	1	1	—	2	—	—
	W	22	10	12	—	—	2	1	—
Gummi arabicum	B	53	6	31	14		24	28	1
	W	24	—	18	6		8	10	—
Kakao	B	51	—	1	40	10	1	14	—
Glycerin	W	86	71	13	2	—	2	—	—
Lactose	B	243	232	6	5	—	—	5	—
	W	74	74	—	—	—	—	—	—
Gelatine	B	167	110	47	8	2	4	38	2
Bolus alba	B	57	40	5	4	8	13	—	—
Talkum	B	192	23	79	71	19	52	4	1
	W	137	66	49	20	2	15	2	—
Polyäthylen- glykole	B	59	59	—	—	—	—	—	—
	W	194	194	—	—	—	—	—	—
Ochsengalle	W	120	89	18	9	4	2	—	—
Cellulase (Pilz)	W	12	2	1	0	9	6	—	—
Hemicellulasen	W	83	17	20	20	26	31	—	—
Lipase (Bakter.)	W	7	—	2	2	3	—	—	—
Protease (Bakt.)	W	25	2	7	3	13	—	—	—
Pancreatin	W	255	0	8	157	90	2	—	—
Erdnußöl	B	21	21	—	—	—	—	—	—
Paraffinöl	B	6	6	—	—	—	1	—	—
	W	40	16	11	13	—	—	—	—
Vaseline weiß	B	12	11	1	—	—	—	—	—
	W	5	5	—	—	—	—	—	—
Wollfett	B	7	6	1	—	—	1	—	—
Fettalkohole	B	10	10	—	—	—	—	—	—
	W	14	14	—	—	—	—	—	—
Fettsäuren	B	11	11	—	—	—	—	—	—
	W	7	7	—	—	—	—	—	—
Lebensmittel- farbstoffe	B	107	34	43	26	2	18	—	—
	W	214	22	91	101	—	5	12	—

Das Zahlenmaterial, das mit B gekennzeichnet ist, entstammt einer Arbeit von Bühlmann und Mitarbeiter (35), in der die Ergebnisse von 4 schweizer pharmazeutischen Firmen zusammengefaßt sind. Die mit W bezeichneten Werte sind verschiedenen Veröffentlichungen (1970—1976) des Verfassers entnommen.

Abb. 2 Der Keimgehalt in einigen pharmazeutischen Rohstoffen (aus K.-H. Wallhäußer, Sterilisation — Desinfektion — Konservierung, Thieme, Stuttgart)

entsteht. Die Werte für den mikrobiologischen Zustand dieser Arzneidrogen können in Abhängigkeit von den Eigenschaften der Einzeldroge zwischen 10^4 und 10^8 Bakterien pro Gramm und zwischen 10^2 bis 10^4 Hefen und Schimmelpilze pro Gramm liegen. Eine Übersicht über den mikrobiologischen Zustand von Drogen und Drogenzubereitungen bzw. auch Gewürzen ist der Arbeit von H. Schilcher, „Rückstände und Verunreinigungen bei Drogen und Drogenzubereitungen", erschienen in der Planta Medica *44,* 65 (1982), zu entnehmen (siehe Abb. 3).

	Drogen	n	x̄-Werte der aeroben Gesamtkeimzahl KBE/g	x̄-Werte der coliformen Keime+E. coli	höchster gefundener Wert KBE/g	pathogene Keime
CORTEX:	Cinnamomi	2	1 x10^5	1,5x10^3 E. coli neg.	1,2x10^5	keine
	Frangulae	1	3 x10^5	2 x10^3 E. coli neg.	3 x10^5	keine
	Rhois aromat.	1	2 x10^2	<1 x10^2 E. coli neg.	2 x10^2	keine
FLORES:	Chamomillae	16	6,8x10^5	1,9x10^4 E. coli neg.	2 x10^6	Streptokokken
	Croci	1	<1 x10^4	<1 x10^3 E. coli neg.	<1 x10^4	keine
	Caryophylli	1	<1 x10^4	<1 x10^3 E. coli neg.	<1 x10^4	keine
	Hibisci	10	1,8x10^4	<1 x10^3 E. coli neg.	4 x10^4	keine
	Symphyti	2	5,8x10^4	2,4x10^3 E. coli neg.	3,5x10^3	keine
FOLIA:	Anthrisci	1	3 x10^5	3 x10^3 E. coli neg.	3 x10^5	keine
	Artemisiae dracunculus	2	<1 x10^4	<1 x10^3 E. coli neg.	1 x10^4	keine
	Betulae	12	3,4x10^5	3,8x10^3 E. coli, 1 x pos.	1,2x10^6	Proteus Strept. faecalis Strept. bovis
	Menthae piperitae	9	9,2x10^5	7,1x10^3 E. coli, 1 x pos.	3,1x10^6	Strept. faecium
	Orthosiphonis	10	4,6x10^5	5,3x10^3 E. coli, 2 x pos.	2,5x10^6	keine
	Ribis nigri	8	1,5x10^5	2,4x10^3 E. coli, 1 x pos.	7,2x10^5	Staphylokokken epidermidis
	Salviae	3	1,1x10^6	5 x10^3 E. coli, 1 x pos.	1,2x10^6	keine

	Drogen	n	x̄-Werte der aeroben Gesamtkeimzahl KBE/g	x̄-Werte der coliformen Keime+E. coli	höchster gefundener Wert KBE/g	pathogene Keime
	Sennae	5	$2,3 \times 10^5$	$2,5 \times 10^3$ E. coli, 1 x pos.	$1,1 \times 10^6$	Staphylokokken epidermidis
	Symphyti-Frischblätter	3	$2,8 \times 10^5$	$1,4 \times 10^4$ E. coli neg.	$4,6 \times 10^5$	keine
	Uvae ursi	12	$5,7 \times 10^4$	$1,4 \times 10^3$ E. coli neg.	3×10^5	E. liquefaciens
FRUCTUS:	Anisi	2	$<1 \times 10^4$	$<1 \times 10^3$ E. coli neg.	$1,2 \times 10^4$	keine
	Carvi	2	5×10^4	8×10^2 E. coli neg.	$5,1 \times 10^4$	keine
	Capsici annui	11	$1,3 \times 10^6$	$1,4 \times 10^3$ E. coli neg.	$3,2 \times 10^6$	keine
	Capsici frutescens	3	8×10^5	$7,6 \times 10^2$ E. coli neg.	$1,6 \times 10^6$	keine
	Cynosbati pulv.	10	$1,1 \times 10^5$	$6,1 \times 10^3$ E. coli, 1 x pos.	$6,5 \times 10^5$	keine
	Foeniculi	11	$1,2 \times 10^5$	$3,9 \times 10^3$ E. coli, 2 x pos.	$1,9 \times 10^5$	keine
	Piperis nigri pulv.	5	$9,8 \times 10^6$	$9,5 \times 10^4$ E. coli neg.	17×10^6	keine
	Piperis albi pulv.	6	2×10^5	$8,6 \times 10^4$ E. coli neg.	$4,3 \times 10^5$	keine
	Sabal. serrul. Extr.	3	$<1 \times 10^2$	n.n. E. coli neg.	$<1 \times 10^2$	keine
	Sennae	2	4×10^4	4×10^3 E. coli neg.	$4,1 \times 10^4$	keine
HERBA:	Anethi	1	$1,1 \times 10^4$	9×10^3 E. coli neg.	$1,1 \times 10^4$	keine
	Boraginis	3	$3,1 \times 10^6$	7×10^3 E. coli neg.	13×10^6	keine
	Petroselini	2	$1,5 \times 10^6$	8×10^3 E. coli neg.	$1,7 \times 10^6$	keine
	Saturejae	2	$9,5 \times 10^5$	5×10^3 E. coli neg.	$9,7 \times 10^5$	keine
	Solidaginis	8	$1,8 \times 10^6$	$1,1 \times 10^4$ E. coli neg.	$3,6 \times 10^6$	keine
RADIX und RHIZOMA:	Liquiritiae	8	$2,4 \times 10^4$	1×10^3 E. coli neg.	6×10^4	Enterokokken
	Rubiae tinct. extr. siccum	3	$<1 \times 10^3$	$<1 \times 10^3$ E. coli neg.	$1,2 \times 10^3$	keine

	Drogen	n	x̄-Werte der aeroben Gesamtkeimzahl KBE/g	x̄-Werte der coliformen Keime+E. coli	höchster gefundener Wert KBE/g	pathogene Keime
	Symphyti	27	$8,2 \times 10^5$	$2,9 \times 10^4$ E. coli, 7 x pos.	$2,1 \times 10^6$	Enterokokken Streptokokken
	Graminis	10	$2,8 \times 10^4$	$1,5 \times 10^3$ E. coli neg.	9×10^4	keine
	Zingiberis	3	$1,1 \times 10^4$	$<1 \times 10^3$ E. coli neg.	$1,2 \times 10^4$	keine
SEMEN:	Cucurbitae weichschalig	34	$1,9 \times 10^6$	$1,9 \times 10^5$ E. coli, 11 x pos.	$6,6 \times 10^6$	keine
	Cucurbitae hartschalig (geschält)	12	$2,3 \times 10^6$	$3,0 \times 10^5$ E. coli, 5 x pos.	6×10^6	Asp. flavus Asp. parasiticus Asp. nidulans Asp. ochraceus Asp. versicolor Pen. citrinum Pen. cyclopium
	Lini braun	218	$2,3 \times 10^6$	$7,8 \times 10^4$ E. coli, 19 x pos.	$>1 \times 10^7$	Klebsiella sp. Proteus sp.
	Lini gelb	284	$2,1 \times 10^6$	$9,8 \times 10^4$ E. coli, 13 x pos.	$2,5 \times 10^7$	Klebsiella sp. Proteus sp.

Abb. 3 Keimstatus bei Drogen und Drogenzubereitungen und bei Gewürzkräutern
Aus: H. Schilcher, Planta Medica 44, 65 (1982)

Die Ergebnisse der Arbeit von Schilcher beziehen sich nach seinen eigenen Angaben auf über 5 000 Einzeluntersuchungen. Diese Werte werden jedoch auch von anderen Autoren voll bestätigt. Beim näheren Betrachten dieser Tabelle fällt auf, daß die sogenannten pathogenen Leitkeime relativ selten nachzuweisen sind.

Die Gruppe der Enterobacteriaceae, d. h. Coli, Salmonellen, Shigellen, Klebsiellen, Serratia, Proteus, Erwinia und Enterobacter liegt ganz allgemein zwischen 100—1 000 pro Gramm.

Als besonders kritisch gelten ferner stark verschimmelte Drogen, da dabei die Bildung von kanzerogenen Aflatoxinen, speziell bei fetthaltigen Drogen, nicht ausgeschlossen werden kann.

Werden unsere Arzneidrogen, ganz allgemein gesehen, ebenfalls den genannten mikrobiologischen Kriterien unterworfen, ergibt sich zwangsläufig die Forderung nach keimreduzierenden Maßnahmen. Dabei wurden im Laufe der Zeit eine Reihe von Methoden entwickelt, die ich im folgenden kurz auf ihre Eignung hin kritisch betrachten möchte.

A. Physikalische Methoden

Hier ist in erster Linie die Hitzesterilisation zu nennen. Dazu gehören die im DAB 8 aufgeführten Methoden der Heißluftsterilisation und der Sterilisation mit gespanntem, gesättigtem Wasserdampf. Diese beiden Verfahren scheiden wegen der Empfindlichkeit der Pflanzen gegenüber solch hohen Temperaturen aus. Nicht nur das Äußere einer Pflanze würde darunter leiden, sondern auch deren Inhaltsstoffe. Dies gilt im großen und ganzen auch für die modifizierte Methode von Rainer Scheer, die er in seiner Dissertation „Reduzierung der Keimzahl sogenannter kritischer Rohstoffe" 1979 vorgestellt hat. Scheer schränkt seine Methode selbst mit den Worten ein: „Bedingt geeignet sind diese Verfahren für Drogen mit Schleimstoffen und solche, die ätherische Öle enthalten. Auf diese Weise können nur Drogen, deren Quellzahl hoch über der Arzneibuchforderung liegt, entkeimt werden, ebenso Drogen, deren ätherisches Öl für Wasserdampf schwer zugänglich ist. Je nach Intensität der Hitzebehandlung werden die ätherischen Öle unterschiedlich stark verändert."

Ein brauchbares Verfahren zur Entkeimung von Drogen muß jedoch für alle Drogen bzw. *Drogenmischungen* geeignet sein. Insgesamt gesehen kann deshalb festgestellt werden, daß die Methoden der Hitzesterilisation als nicht geeignete Maßnahmen zur Keimzahlreduzierung bei Arzneidrogen angesehen werden können.

Strahlensterilisation

Unter Strahlensterilisation versteht man die Abtötung von Mikroorganismen durch UV-, Gamma- oder Beta-Strahlen. Diese Verfahren zählen zu den Methoden der Kaltsterilisation, d. h. sie kommen mit Temperaturen unter 57° C aus. 57° C ist die Gerinnungstemperatur des Eiweißes. UV- und Gammastrahlen gehören, physikalisch gesehen, zwar zur gleichen Gruppe der elektromagnetischen Schwingungen, sie unterscheiden sich jedoch gewaltig in ihrem Energiegehalt. Damit im Zusammenhang steht die Eindringtiefe dieser Strahlung, die z. B. dem Verfahren der UV-Sterilisation Anwendungsbeschränkungen auferlegt. Die UV-Bestrahlung kann dementsprechend aufgrund ihrer geringen Eindringtiefe von nur 0,1 bis 1,0 mm meist nur zur Luftentkeimung eingesetzt werden. Die schädigende Wirkung der energiereichen Röntgen- bzw. Gamma-Strahlung auf Mikroorganismen haben zahlreiche Autoren beschrieben. Unter kritischer Abwägung aller bis heute bekannter Daten über die Gamma-Bestrahlung könnte sicherlich diese Methode unter bestimmten Voraussetzungen eine Alternative zu den bis heute bekannten Methoden darstellen. Andererseits hat die Bundesregierung in ihrem Entwurf zur „Verordnung über radioaktive und mit ionisierenden Strahlen behandelte Arzneimittel" vom 2. 5. 1983 offensichtlich bewußt diese Methode auf nur wenige Arzneimittel, wie z. B. chirurgisches Nahtmaterial, Collagenmembranen und Erzeugnisse aus Fibrinschaum sowie Verbandsstoffen beschränkt.

Außerdem ist eine Kennzeichnung, daß diese Arzneistoffe mit radioaktiven Strahlen behandelt wurden, erforderlich. In einer Stellungnahme zu diesem Entwurf hat der Bundesverband der Pharmazeutischen Industrie festgestellt: Typische Produkte, bei denen die Strahlenbehandlung zum Zwecke der Keimverminderung konventionellen Methoden unter Umständen überlegen sein könnte, sind Drogen und Drogenzubereitungen.

Trotz dieses restriktiven Entwurfes ist offensichtlich der Bundesminister für Jugend, Gesundheit und Familie entschlossen, in nächster Zeit eine Ausnahmegenehmigung gemäß LMBG für das Bestrahlen der Gewürze Pfeffer, Zimt, Muskat, Paprika und Zwiebelpulver zu erteilen. Über dieses kontroverse Vorgehen wurde vor kurzem ausführlich im SPIEGEL unter dem Thema „Mut zum Fortschritt" berichtet. Diesem sehr negativen Bericht im SPIEGEL möchte ich die Pro- und Contra-Argumente des 7. Europäischen Verbraucherforums zum Problemkreis „Lebensmittelkonservierung durch Bestrahlung", das am 26. 1. 1983 in Berlin stattfand, entgegensetzen. Contra-Anwalt war hierbei Professor Dr. Konrad Pfeilsticker, Leiter des Lehrstuhls für Lebensmittelwissenschaft und Lebensmittelchemie an der Universität Bonn. Wesentlichstes Argument von Professor Pfeilsticker war — ich zitiere: „Die Radiobestrahlung erzeugt wegen der hohen Energie der Strahlen Hunderte von neuen zum Teil unbekannten chemischen Stoffen und reaktionsfreudigen Radikalen insgesamt in Mengen der Größenordnung einiger Milligramm pro Kilogramm Lebensmittel. Man würde deshalb bei der Einführung der Radiobestrahlung anstelle eines bekannten Vorratsschutzmittels oder eines geprüften Konservierungsstoffes eine Vielzahl neuer, zum großen Teil unbekannter und ungeprüfter Chemikalien setzen. Dies kann dementsprechend keine Verbesserung sein." Im SPIEGEL nennt er dieses Verfahren im Vergleich zur Ethylenoxid-Begasung: „Den Teufel mit dem Beelzebub austreiben."

Für die Entkeimung von Lebensmitteln bzw. Arzneistoffen ist nach heutigen Kenntnissen eine minimale Strahlendosis von $2,5 \times 10^4$ Gray erforderlich. Am Rande sei vermerkt, daß diese Dosis bereits ein Mehrfaches der tödlichen Dosis für den Menschen beträgt (5—10 Gray).

In der Tat liegen bezüglich der Gammabestrahlung sehr kontroverse Ergebnisse vor, die zum Teil auch toxikologisch bedenkliche Radiolyseprodukte bestätigen. So wurde z. B. auf dem Internationalen Bestrahlungskongreß 1980 in Colombo festgestellt, daß besonders Vitamine strahlungsempfindlich sind. Dies gilt vor allem für die Vitamine A, B_1, B_{12}, C und E. Auch bei Kohlenhydraten bilden sich toxische Verbindungen wie Malondialdehyd, Desoxysaccharide, Aldehyde und Ketone in geringen Mengen. Aus Lecithin bilden sich hämolytische Lysolecithine, und bei Fetten kommt es zur Bildung von Peroxiden und zur Beschleunigung des Ranzigwerdens. Eiweiße beginnen sich ab 5 KGray zu zersetzen, es bilden sich Verbindungen wie Benzol, Toluol und Xylol. Inzwischen existieren umfangreiche Tabellen über die bisher identifizierten, neu gebildeten Stoffe. Darunter sind auch einige mit mutagenen und kanzerogenen Wirkungen.

Eine umfassende Betrachtung über den Einfluß der Strahlenbehandlung auf diverse Arzneimittel und Hilfsstoffe stellt eine Veröffentlichung aus dem Institut für Strahlenhygiene des Bundesgesundheitsamtes aus dem Jahre 1979 dar (siehe Abb. 4).

Entwesung und Entkeimung von Drogen

Substanz	Band	Festsubstanz Dosis [Mrad] a [Mr] b	Zersetzung [%]	wäßrige Lösung der Substanz Konzentration [%]	Dosis [Mrad] a [Mr] b	Zersetzung [%]
Äthylmorphin HCl	—	2,5/5 b	nein	2	2,5/5 b	ja
Aminophenazon	—	2,5/5 b	nein	2	2,5/5 b	deutlich
Pyramidon	=	6 a	nein	10	8 a	50
Ascorbinsäure 2.7	—	2,5 a	nein	0,5/0,05	2,5 a	intensiv
Atropinsulfat 2.8	=	2,5/5 a	ja	1	2,5 a	deutlich
Atropinsulfat 2.5	=	6 a	<2	1,5	1/2/4/6 a	10/17/28/37
Atropinsulfat 2.6	=	2,5/5 b	nein	2	2,5/5 b	ja
Barbital-Na	—	2,5/5 b	nein	2	2,5/5 b	ja
Benzylpenicillin-Na	—	1 a	<1	0,9—1,3	1/2 a	1/4
Butazolidin	=	6 a	nein	20	6 a	nein
Cardiazol	=	6 a	nein	10	3,4 a	5
Chloramphenicol 2.15	=	2,5/5 a	1—2	1	2,5 a	sehr deutlich
Chloramphenicol 2.16	—	2,5 a	nein	0,1/0,05	2,5 a	42/62
Chloramphenicol 2.11	=	6 a	1,5	0,25	8 a	84
Cocain HCl	—	6 a	nein	2	1/2/4/6 a	5/10/17/24
Codeinphosphat 2.17	—	2,5/5 b	nein	2	2,5/5 b	ja
Codeinphosphat 2.16	=	6/75 a	nein	2	1/2/4/6 a	5/16/32/55
Dexamethason-21-phosphat-2 Na	—	2,5/5 a	nein	1	2,5 a	78
Dicodid bitart.	=	6 a	nein	1,5	1/2/4/6 a	17/24/32/41
Hydrocodon HCl	=	6 a	nein	1,5	1/2/4/6 a	13/21/28/38
				1	1/2/4/6 a	18/28/35/42
Dihydrocodeinhydrogentartrat	—	2,5 a	1—2	0,5/0,2/0,1/0,05	2,5 a	9/15/27/49
Dilaudid HCl	=	6 a	nein	1,5	1/2/4/6/16 a	38/50/66/82/100
Hydromorphon HCl	=	6 a	nein	0,5	1/2/4/6/8/10 a	30/47/63/80/83/100
				1	1/2/4/6 a	24/39/51/64
Diphenhydramin HCl	—	2,5 a	nein	1	2,5 a	deutlich
Dolantin	—	6 a	nein	5	1/2/4/6 a	14/25/46/70
Pethidin HCl	=	6 a	nein	5	1/2/4/6 a	16/20/24/30
				1	1/2/4/6 a	16/26/46/70
Ephedrin HCl 2.24	—	2,5 a	1—2	0,5/0,2/0,1/0,05	2,5 a	18/38/63/95
Ephedrin HCl 2.24	=	6 a	nein	2	6 a	10

Substanz	Band	Festsubstanz Dosis [Mrad] a [Mr] b	Festsubstanz Zersetzung [%]	wäßrige Lösung der Substanz Konzentration [%]	wäßrige Lösung der Substanz Dosis [Mrad] a [Mr] b	wäßrige Lösung der Substanz Zersetzung [%]
Ergometrinmaleat	I	2,5/25 a	nein	0,0125	2,5/25 a	85/?
Eukodal	I	6 a	nein	2	1/4/6 a	14/26/34
Oxycodon HCl	II	6 a	gering	2	1/2/4/6 a	15/19/28/48
				1	1/2/4/6 a	19/26/40/56
Lidocain HCl 2.32	I	2,5 a	1—2	0,5/0,2/0,1/0,05	2,5 a	16/27/39/81
Lidocain HCl 2.29	II	2,5/5 b	nein	2	2,5/5 b	nein
Mersalyl	I	2,5/25 a	48/>50	10	2,5/25 a	<10/50
Methadon HCl	II	6 a	ja	0,5	1/2/4/6 a	16/31/56/71
				1	1/2/4/6 a	11/26/38/54
				5	2/4/8/16 a	13/18/24/31
1-Polamidon	I	6 a	<2	2	1/2/4/6 a	12/25/41/52
Morphin HCl 2.36	I	2,5 a	1—2	0,5/0,2/0,1/0,05	2,5 a	30/42/43/80
Morphin HCl 2.37	I	2,5/5 b	nein	2	2,5/5 b	ja
Morphin HCl 2.32	II	6 a	nein	2	1/2/3/4/5 a	9/20/31/43/50
				1	1/2/3/4/5 a	13/26/36/50/59
Morphin HCl 2.33	II	6 a	nein	2	1/2/4/6 a	5/17/39/58
Noramidopyrinmethansulfonat-Na	I	2,5/5 b	nein	2	6 a	deutlich
Novocain HCl	II	6/75 a	nein	2	2,5/5 b	nein
Tetracain HCl	I	2,5/5 b	nein	2	2,5/5 b	nein
Papaverin HCl	I	2,5/5 b	nein	2	6 a	ja
Pervitin	II	6 a	nein	1,5	2,5/5 b	17
Phenazon	I	2,5/5 b	nein	2	2,5/5 b	deutlich
Phenobarbital-Na	I	2,5/5 b	nein	2	2,5/5 b	ja
Pilocarpin HCl 2.49	I	2,5/5 a	nein/<0,1	1	2,5 a	10—15
Scopolamin HBr	I	6 a	nein	1	1/2/4/6 a	12/16/23/29
Sulfacetamid-Na 2.54	I	2,5/5 a	nein	2	2,5 a	12
Sulfacetamid-Na 2.49	II	2,5/5 b	nein	2	2,5/5 b	ja
Vitamin B₁₂	I	2,5 a	nein	0,1/0,01	2,5 a	intensiv

Abb. 4 Einfluß der Strahlenbehandlung auf Arzneimittel und Hilfsstoffe
Aus: Institut für Strahlenhygiene des Bundesgesundheitsamtes STH 7, 81 (1979)

114 Entwesung und Entkeimung von Drogen

	Band	Untersuch.-methode	Festsubstanz				Wäßrige Lösung				
				Strahlensterilisation		Hitzester.		Strahlensterilisation		Hitzesterilisation	
			unbe-strahlt	2,5 Mr	5,0 Mr	3 h 160° C	unbe-strahlt	2,5 Mr	5,0 Mr	20 min 120° C	1 h 120° C
Äthylmorphin HCl	—	DC	—	—	—	—	1 Fleck 5,75	2 Flecke 3,87	2 Flecke 3,60	1 Fleck 4,11	2 Flecke 3,95
		pH-Wert	—	—	—	—					
Aminophenazon	—	DC	—	—	—	—	1 Fleck 7,69	4 Flecke 9,51	4 Flecke 9,81	4 Flecke 8,45	4 Flecke 8,66
		pH-Wert	—	—	—	—					
Ascorbinsäure 2.4	=	Weißgrad	75,0	73,8	73,5	63,3	—	—	—	—	—
Atropinsulfat 2.5	=	Weißgrad	92,8	91,0	90,5	74	—	—	—	—	—
		DC	—	—	—	—	1 Fleck 5,19	3 Flecke 3,39	3 Flecke 3,27	1 Fleck 3,85	3 Flecke 3,42
		pH-Wert									
Barbital	—	Weißgrad	92,3	92,3	92,3	91	—	—	—	—	—
Barbital-Na	—	Weißgrad	93,2	81,6	79,0	92	—	—	—	—	—
		DC	—	—	—	—	1 Fleck 9,94	2 Flecke 9,66	2 Flecke 9,62	2 Flecke 9,68	2 Flecke 9,69
Codeinphosphat 2.17	—	Weißgrad	91,6	78,7	76,5	69,5	—	—	—	—	—
		DC	—	—	—	—	1 Fleck 4,14	2 Flecke 3,71	2 Flecke 3,71	1 Fleck 3,85	2 Flecke 3,74
		pH-Wert									
Coffein	—	Weißgrad	96,3	94,0	93,8	91,7	—	—	—	—	—
Glutaminsäure	—	Weißgrad	87,1	79,5	77,8	74,1	—	—	—	—	—
Lidocain HCl 2.19	=	DC	—	—	—	—	1 Fleck 4,59	1 Fleck 3,44	1 Fleck 3,36	1 Fleck 4,19	1 Fleck 3,85
		pH-Wert									
Morphin HCL 2.37	—	Weißgrad	85,8	85,8	85,8	72,4	—	—	—	—	—
		DC	—	—	—	—	1 Fleck 4,46	3 Flecke 3,51	3 Flecke 3,38	2 Flecke 3,62	3 Flecke 3,43
		pH-Wert									
Noramidopyrinmethan-sulfonat-Na	—	Weißgrad	91,2	84,0	82,0	80	—	—	—	—	—
		DC	—	—	—	—	1 Fleck 5,91	3 Flecke 7,15	3 Flecke 7,62	3 Flecke 6,25	3 Flecke 6,42
		pH-Wert									

	Band	Untersuch.-methode	Festsubstanz				Wäßrige Lösung				
			Strahlensterilisation			Hitzester. 3 h 160° C	Strahlensterilisation			Hitzesterilisation	
			unbe-strahlt	2,5 Mr	5,0 Mr		unbe-strahlt	2,5 Mr	5,0 Mr	20 min 120° C	1 h 120å C
Papaverin HCl	—	Weißgrad	97,5	84,0	80,4	52	—	—	—	—	—
		DC	—	—	—	—	1 Fleck	2 Flecke	3 Flecke	2 Flecke	2 Flecke
Phenazon	—	pH-Wert	—	—	—	—	3,25	3,10	2,95	3,15	3,0
		DC	—	—	—	—	1 Fleck	2 Flecke	2 Flecke	2 Flecke	2 Flecke
Phenobarbital	—	pH-Wert	—	—	—	—	5,26	9,19	9,29	8,54	8,65
Phenobarbital-Na	—	Weißgrad	93,0	93,0	93,0	92	—	—	—	—	—
		DC	93,9	92,7	91,8	91,4	—	—	—	—	—
		pH-Wert	—	—	—	—	1 Fleck	3 Flecke	3 Flecke	2 Flecke	3 Flecke
Sulfaguanidin	—	Weißgrad	88,7	84,0	80,4	78,2	9,06	8,90	8,83	8,97	8,97
Sulfanilamid	—	Weißgrad	92,6	86,4	80,1	82,1	—	—	—	—	—
Sulfathiazol	—	Weißgrad	90,6	81,8	81,5	78	—	—	—	—	—
Tetracain HCl	—	DC	—	—	—	—	1 Fleck	1 Fleck	1 Fleck	1 Fleck	1 Fleck
		pH-Wert	—	—	—	—	5,01	4,89	4,80	4,90	4,90
Theobromin	—	Weißgrad	93,4	89,2	88,4	81,3	—	—	—	—	—

Abb. 5 Einfluß der Strahlenbehandlung auf Arzneimittel
Aus: Institut für Strahlenhygiene des Bundesgesundheitsamtes STH 7, 81 (1979)

Aus den Untersuchungsergebnissen nach der Bestrahlung von 52 Substanzen als Festsubstanzen und als wäßrige Lösungen mit einer Strahlendosis von 1 bis 6 Mrad, das entspricht 10 bis 60 KGray, ergibt sich folgendes Bild:

34 Substanzen waren nach der Bestrahlung als Festsubstanzen nicht zersetzt, zeigten jedoch als wäßrige Lösung nach Bestrahlung mit der gleichen Dosis eine mehr oder weniger starke Zersetzung.

4 Substanzen wurden weder als Festsubstanz noch als wäßrige Lösung zersetzt. Dies waren Butazolidin, Lidocainhydrochlorid, Novocainhydrochlorid und Tetracainhydrochlorid.

14 Substanzen wurden sowohl als Festsubstanz wie auch als wäßrige Lösung teilweise zersetzt.

Hierunter fielen u. a. Äthylmorphin, Ascorbinsäure, Atropinsulfat, Cocain, Codeinphosphat, Ephedrin, Eukodal, Morphin, Papaverin, Pilocarpin, Scopolamin und Vitamin B_{12}. In dieser Studie ist auch eine vergleichende Gegenüberstellung von Strahlen- zu Hitzesterilisation von Interesse. Dabei wird deutlich, daß zumindest in wäßriger Lösung die Strahlensterilisation gegenüber der Hitzesterilisation keine Vorteile bietet. Weitere Daten sind aus der Abb. 5 zu entnehmen.

Diese Ergebnisse werden im Großen und Ganzen auch durch die Zusammenfassung des Schlußberichtes der Sitzung der internationalen Atom-Energie-Behörde 1980 in Genf bestätigt. Der Bericht endet mit den Worten: „Das Komitee betont, daß man jeder Veränderung nach einer Bestrahlung größte Aufmerksamkeit widmen muß, besonders im Hinblick auf ihre Bedeutung für die Ernährung."

Bezüglich der Auswirkungen der genannten Strahlendosen auf Arzneidrogen liegen bis heute nur sehr wenige Berichte vor. Bereits 1973 haben Diding und Redmalm in der Deutschen Apotheker Zeitung (*113,* 1436, 1973) über Strahlensterilisationsversuche mit Drogen berichtet. Sie haben dabei jedoch zum Teil deutliche Veränderungen in der Zusammensetzung der Inhaltsstoffe festgestellt. Demgegenüber wurden auf dem Verbraucherforum in Berlin von dem Pro-Anwalt Professor Dr. Diehl von der Bundesforschungsanstalt für Ernährung in Karlsruhe folgende Argumente ins Feld geführt:

„Die gesundheitliche Unbedenklichkeit bestrahlter Lebensmittel ist durch langjährige Untersuchungen unter Verwendung verschiedenster Methoden geprüft worden. Internationale und nationale Fachgremien haben die Ergebnisse dieser Untersuchung bewertet und festgestellt, daß bis zu einer Dosis von *10 KGray* = 1 Mrad bestrahlte Lebensmittel gesundheitlich unbedenklich sind." Für höhere Dosen, so berichtet Professor Diehl, d. h. Dosen von 10 bis 50 KGray, reichen jedoch die vorliegenden Untersuchungsergebnisse noch nicht aus, um die Unbedenklichkeit zu sichern. Letzten Endes verweist er auch darauf, daß seit Jahren die gewerbliche Anwendung der Lebensmittelbestrahlung in Japan, den Niederlanden, Belgien und Ungarn gezeigt hat, daß das Verfahren wirtschaftlich ist, die Anlagen sicher und problemlos funktionieren und die Qualität der bestrahlten Lebensmittel gut ist.

Hervorzuheben ist dabei, daß die Dosis auf 10 KGray begrenzt ist. Diese Dosis reicht jedoch für eine echte Entkeimung, wie ich bereits vorher gezeigt habe, nicht aus. Die minimale Dosis beträgt hier mindestens 25 KGray bzw. 2,5 Mrad (1 Gray = 100 rad; 1 Mrad = 10000 Gray = 10 KGray).

Zusammenfassend kann deshalb festgestellt werden, daß bis heute die Strahlenentkeimung noch mehr ungeklärte als beantwortete Fragen aufwirft. Erst wenn für jede Droge abgesicherte Ergebnisse vorliegen, könnte die Gamma-Bestrahlung als Alternative für die Zukunft in Betracht gezogen werden. Bisher umfaßt die Palette der versuchsweise bzw. nach Empfehlungen der WHO mit Begrenzung auf maximal 10 KGray bestrahlten Lebensmittel, überwiegend Frischprodukte. Bei diesen geht es ausschließlich um die Verbesserung der Lagerfähigkeit. Trockenprodukte sind dabei kaum vertreten, deren Lagerfähigkeit ist jedoch gegeben. Ihr Keimgehalt muß entweder toleriert, oder durch ein brauchbares Verfahren reduziert werden.

B. Chemische Methoden

Das Prinzip, Keime durch chemische Substanzen zu inaktivieren, ist schon lange bekannt. Das Verbrennen von Kräutern mit ätherischen Ölen, Schwefel oder anderen Stoffen wurde und wird auch heute noch zur Desinfektion verwendet. Inzwischen sind viele feste, flüssige aber auch gasförmige Substanzen bekannt, die den gleichen Zweck erfüllen. Die Gassterilisation hat dabei die größte Bedeutung erlangt. Die ersten sinnvollen Versuche zur Gassterilisation waren das Versprühen von Phenol in Operationssälen. In der Folgezeit ging man dazu über, mit Schwefeldioxid oder Chlor zu entkeimen. Diese Gase wurden jedoch bald infolge ihrer großen Aggressivität durch Formaldehyd verdrängt. Formaldehyd besitzt jedoch nur ein geringes Diffusionsvermögen und hat zudem die unangenehme Eigenschaft, schon bei Zimmertemperatur zu polymerisieren und die Gegenstände mit einem weißen Belag zu überziehen. Bei der Entkeimung von Trinkwasser spielt auch Ozon eine gewisse Rolle.

Ethylenoxid

Die größte Bedeutung in der Schädlingsbekämpfung und in der Verminderung der Keimzahlen erlangte das Ethylenoxid. Die Grundlagen für die vielseitige Anwendung von Ethylenoxid als mikrobizides Gas schufen Phillips und Kaye bereits 1949. Sie stellten fest, daß für die antimikrobielle Wirkung dieses Gases nicht nur die angewandte Menge, sondern auch die Behandlungstemperatur, die Gasraumfeuchte und die Einwirkungszeit eine erhebliche Rolle spielen.

Bevor ich mich näher mit den keimreduzierenden Eigenschaften und den pharmakologischen und toxischen Wirkungen des *Ethylenoxids* befasse, möchte ich zunächst einige Ausführungen zu den chemischen Eigenschaften dieses Gases machen.

Chemische Eigenschaften:

Ethylenoxid gehört zu der Gruppe der sogenannten cyclischen Ether. Es stellt aufgrund seiner hohen Ringspannung und dem damit verbundenen hohen Energiegehalt eine sehr reaktionsfreudige Verbindung dar. Es ist bestrebt, in eine energieärmere und damit stabilere Verbindung überzugehen. In der organischen Synthese dient es daher häufig als Ausgangsmaterial für zahlreiche Produkte, z. B. Kunststoffe. Ethylenoxid zählt zu den sogenannten alkylierenden Substanzen und kann mit einer Reihe von funktionellen Gruppen reagieren. Elektrophile Reaktionspartner wie Protonen greifen am Sauerstoff, Hydroxylionen oder andere nukleophile Reste dagegen am Kohlenstoff an. Mit Wasser bildet Ethylenoxid unter Hydrolyse Ethylenglykol.

Diese Reaktion verläuft allerdings sehr langsam. Die Halbwertszeit beträgt 23 Tage. In Gegenwart anorganischer Halogenidionen kommt es zur Bildung von Ethylenhalogenhydrinen, z. B. des Ethylenchlorhydrins ECH.

Toxische Eigenschaften:

Ethylenoxid ist ein hochgiftiges Gas. Es löst beim Menschen Kopfschmerzen, Übelkeit und Erbrechen aus. Schon bei geringer Konzentration in der Raumluft macht es sich durch einen chloroform-fruchtartigen Geruch bemerkbar. Die Vergiftung durch Einatmen verläuft in Stadien, einem primären, rein-narkotischen und einem sekundären, das durch allgemeine Zellgiftwirkungen gekennzeichnet ist. 100—200 mg pro Liter Atemluft wirken für den Menschen tödlich. Als maximal erlaubbare Arbeitsplatzkonzentration werden 10 ppm (MAK-Wert) angegeben. Auch die neue TA-Luft (Technische Anleitung zur Reinhaltung der Luft) berücksichtigt diese Werte. In dieser Konzentration wird der typische, fruchtartige Geruch des Ethylenoxids nicht mehr wahrgenommen. Aus diesem Grunde gelten für das Arbeiten mit Ethylenoxid strenge Sicherheitsbestimmungen.

Neben der akuten Toxizität werden für Ethylenoxid und dessen Folgeprodukte Ethylenchlorhydrin und Ethylenglykol nach heutigen Kenntnissen auch mutagene und kanzerogene Wirkungen angenommen. Aufgrund aller, bis 1978 vorliegender, toxikologischer Erkenntnisse über diese drei Stoffe hat deshalb das „Department of Health Education and Welfare" der Food and Drug Administration im Federal Register Grenzwerte für die tägliche Aufnahme des Menschen festgelegt.

Man spricht dabei von den sogenannten ADI-Werten den acceptable daily intakes. Dabei gelten folgende Werte:

    Ethylenoxid   30 μg pro kg/Körpergewicht
    Ethylenchlorhydrin   15 μg pro kg/Körpergewicht
    Ethylenglykol   2,5 mg pro kg/Körpergewicht

Hierbei wird für Ethylenoxid und für Ethylenchlorhydrin ein hundertfacher Sicherheitsfaktor berücksichtigt, d. h. erst bei dem hundertfachen der angegebenen

Menge werden toxische Reaktionen beim Menschen festgestellt. Für Ethylenglykol wird nur ein zehnfacher Sicherheitsfaktor berücksichtigt, da nach Vorliegen aller Kenntnisse Ethylenglykol keine mutagene Wirkung besitzt. Diese Werte werden auch durch neueste Untersuchungen von 1982 bestätigt.

Auch unter Berücksichtigung der Ergebnisse der sogenannten ECETOC-Studie ergeben sich für mich keine neuen pharmakologischen und toxikologischen Gesichtspunkte. Die dort aufgelisteten toxikologischen Daten sind bereits alle auch im Federal Register erwähnt. Nicht unerwähnt sollte jedoch in diesem Zusammenhang bleiben, daß es sich bei diesem Report in erster Linie um eine Inhalationsstudie handelt, die keine direkten Rückschlüsse auf die Belastung von Ethylenoxid, Ethylenchlorhydrin und Ethylenglykol von behandelten Arzneidrogen auf den Menschen zulassen.

Aber nicht nur wegen der Toxizität bestehen Bedenken gegen die Anwendung von Ethylenoxid, sondern auch aufgrund seiner chemischen Fähigkeit, mit Bestandteilen des zu sterilisierenden Gutes zu reagieren. Aus einer Reihe von Untersuchungen weiß man, daß, ausgenommen von extrem trockener Ware, selbst bei Begasung im Vakuum, Reaktionsfolgeprodukte mit Ethylenoxid entstehen.

In der Literatur werden hierbei in erster Linie Reaktionen von Ethylenoxid mit Aminosäuren, Vitaminen, Proteinen aber auch Nukleinsäurebausteinen beschrieben. In einer groß angelegten Versuchsreihe mit Arzneidrogen verzeichneten Samuellson und Mitarbeiter 1968 (Acta Pharm. Suec. *5*, 177—205, 1968) Abnahmen im Alkaloidgehalt von Belladonnablättern und Chinarinde sowie einen niedrigeren Bitterwert bei Enzianwurzeln. Schilcher, der eine Reihe von Drogen und isolierte Inhaltsstoffe mit Ethylenoxid behandelte und diese auf Veränderungen bzw. Rückstände untersuchte, konnte dies bei den von ihm untersuchten Drogen nicht bestätigen. Dies waren Frangula-, Senna-, und Rheumarten sowie Asperula odorata, Melilotusarten, Matricaria chamomilla, Oleum Menthae piperitae, Oleum Thymi, ferner β-Glucosidase und Peroxidase, Phenol, Thymol, Menthol, Kaffeesäure und Rutin. Schilcher fand dabei keine Anhaltspunkte, daß bei der angegebenen Versuchsanordnung für eine sachgemäße Ethylenoxidbegasung wesentliche Veränderungen mit Ethylenoxid eintreten (Planta Medica *18;* 101, 1970). Die Früchte und Blätter der Sennespflanze wurden von vier weiteren Autoren untersucht. Während Schneider bei Fructus Sennae 10 % der eingesetzten Gasmenge umgesetzt fand, verneinen Pilarczyk (Fachheft Pharmazie, 1972), Diding und Wergemann (Acta Pharm. Suec. *5,* 177, 1968) und auch Schilcher eine dementsprechende Wertminderung. Die beiden letzten Autoren kamen bei anderen Anthrachinondrogen, d. h. bei Cortex Frangulae, Cortex Rhamni purshianae zu dem gleichen Schluß.

Eine Reihe von Arbeiten befassen sich mit ätherische Öle enthaltenden Drogen. So untersuchte Coretti (Fleischwirtschaft *10,* 833, 1959, ibid. *9,* 183, 1957) die Gewürze Pfeffer, Nelken, Kardamon, Paprika und Kümmel. Bei Einhaltung der von ihm angegebenen Begasungskriterien konnte er keine Veränderungen bei den ätherischen Ölen feststellen.

Andererseits konnte Krumholz (Dissertation Frankfurt 1971) eine Einbuße des ätherischen Ölgehaltes bei schwarzem Pfeffer ermitteln. Insgesamt gesehen zieht sich das Pro und Contra einer Ethylenoxidbegasung durch zahlreiche Veröffentlichungen. Bezogen auf Arzneidrogen gibt es jedoch nur einige relevante Arbeiten. Hier sind in erster Linie die Namen Samuellson, Schilcher, Schneider und Trübenbach zu nennen. Die beiden letzten Arbeiten sind Dissertationen zu dem Thema „Untersuchungen über die Ethylenoxidsterilisation der Früchte von Cassia angustifolia", angefertigt 1974 an der Universität Münster von Schneider und die Arbeit von Trübenbach „Zur Optimierung der Äthylenoxidbegasung von Drogen", Universität Marburg, 1980. In ihrer zusammenfassenden Bewertung kommen sowohl Schilcher, Schneider als auch Trübenbach zu dem Ergebnis, daß unter bestimmten konditionierten Bedingungen die Ethylenoxidbegasung zur Keimreduzierung von Arzneidrogen das Mittel der Wahl darstellt. Als optimale Versuchskombination bei der Entkeimung der Problemdroge Chinarinde, werden von Trübenbach folgende Kriterien angegeben:

Ethylenoxidkonzentration 200 mg T-Gas (90 % ÄO + 10 % CO_2) pro Liter, Begasungsdauer 2 Stunden, Drogenfeuchte 12,5 %, Begasungstemperatur 40°.

In weitergehenden Untersuchungen konnten Schneider in seiner Dissertation, aber vor allem Schilcher 1982 zeigen, daß eventuell in den Drogen verbleibende Restmengen an Ethylenoxid bereits nach 10 Tagen entweder nicht mehr nachweisbar sind, oder höchstens Werte von 1,7—12,5 ppm aufweisen. Eine Ausnahme bildet hier lediglich Herba Majorani, das statt mit Etox mit Etoxiatgas, einer Mischung aus ÄO + Methylformiat, behandelt wurde.

In den selben Arbeiten wurden auch Bestimmungen zu Ethylenchlorhydrinrestmengen durchgeführt. Hier konnte vor allem Schilcher (Planta med. *44,* 65, 1982) relativ niedrige Werte von nicht nachweisbar bis maximal 12,5 ppm finden. Demgegenüber ermittelte Schneider unter technischen Bedingungen Ethylenchlorhydrin-Rückstandsmengen von 150 ppm. Dabei zeigten sich keine Zusammenhänge zwischen eingesetzter Ethylenoxidmenge und gebildetem Ethylenchlorhydrin, d. h. hohe Ethylenoxidmengen zur Keimreduzierung ergeben nicht zwangsläufig auch hohe Ethylenchlorhydrinmengen. Diese Befunde bestätigen, daß die Bildung von Ethylenchlorhydrin in erster Linie von der Chloridkonzentration der Droge abhängig ist. Ferner ist das Verhältnis von Wasseranteilen zu Chlorid von Bedeutung. Insgesamt gesehen läßt sich bei einer Ethylenoxidbegasung eine Ethylenchloridhydrinkonzentration bei Drogen, wie Reihenuntersuchungen bestätigen, auf 300 ppm begrenzen. Dies würde z. B. bezogen auf Sennesblätter bedeuten:

Die durchschnittlich anzuwendende Sennosidmenge zur Erzielung eines abführenden Effektes liegt bei 20 bis 25 mg pro Dosis. Bei einer Droge, die 2,5 % Sennoside enthält, ergibt dies eine Drogenmenge von ca. 1,0 g. Berücksichtigt man einen Belastungswert von 300 ppm und setzt den in Bezug zu dem ADI-Wert für Ethylenchlorhydrin von 15 μg pro kg/Körpergewicht, so zeigt sich, daß der ADI-Wert, selbst bei einer 50 kg schweren Person, bei weitem noch nicht erreicht wird. Hierbei muß jedoch noch ein weiterer Gesichtspunkt unbedingt berücksichtigt werden. Die Teedroge stellt ja auf keinen Fall die verzehrsfähige Zubereitung dar. Entweder wird aus der Droge noch ein Extrakt hergestellt, dann ist eine Entkeimung bzw. Keimreduzierung vorher nicht notwendig, oder der Tee wird mit heißem Wasser überbrüht. Dabei gehen sicherlich nicht quantitativ die in der Droge verbliebenen Restmengen an Ethylenoxid bzw. Ethylenchlorhydrin in die wässrige Phase über. Bedauerlicherweise liegen hierzu überhaupt keine Untersuchungen vor.

Durch weitere Untersuchungen konnte jedoch nachgewiesen werden, daß auch ECH-Konzentrationen im Laufe der Zeit bei gut belüftet gelagerter Droge abnimmt. In diesem Zusammenhang möchte ich auch auf den Vortrag von Hameister des APV-Seminars „Qualität von Phytopharmaka" 1982 zum Thema „Entkeimung und Entwesung von Drogen" verweisen (Dieser Vortrag ist abgedruckt in G. Hanke, Qualität pflanzlicher Arzneimittel, Paperback APV Bd. 11).

In einer groß angelegten Reihenuntersuchung konnte u. a. in unserem Hause festgestellt werden, daß allein durch das Überbrühen eines Tees mit siedend heißem Wasser es zu einer Keimreduzierung von mindestens einer Zehnerpotenz, teilweise sogar zwei Zehnerpotenzen kommt.

Sicherlich kann durch eine entsprechende Ethylenoxidbegasung eine Entkeimung zumindestens aber eine starke Keimreduzierung erzielt werden. Dies wurde durch zahlreiche Untersuchungen bestätigt. Andererseits stellt sich die Frage, ob diese Keimreduzierung, zumal wenn sichergestellt ist, daß keine pathogenen Keime vorhanden sind, überhaupt erforderlich ist. Ich möchte in diesem Zusammenhang nur kurz darauf hinweisen, daß auch unsere Lebensmittel, die wir täglich einnehmen, zum Teil äußerst stark kontaminiert sind. So hat man z. B. beim Kopfsalat im ungewaschenen Zustand bis zu 1 Millionen Keime pro 10 cm^2 und im gewaschenen Zustand bis zu 100 000 Keimen pro 10 cm^2 festgestellt (Ernährungsbericht 1980).

Unsere Arzneipflanzen sind natürliche Produkte mit einer natürlichen Mikroflora, die meist — wie Untersuchungen gezeigt haben — keine oder nur sehr geringe Mengen pathogener Keime besitzen.

Es muß deshalb die Frage gestellt werden, ob es für die pharmazeutische Qualität einer Droge, Drogenmischung oder eines ähnlichen Produktes entscheidender ist, eine Zehnerpotenz ubiquitärer, harmloser Keime mehr, oder ein gewisses Maß an Rückständen zu besitzen. Eine Gesamtkeimzahl in der Größenordnung von 10^3 bis 10^4 ist bei Drogen ohne Entkeimungsmaßnahmen nicht realisierbar.

In seiner Untersuchung über den mikrobiellen Zustand von Laxantien auf pflanzlicher Basis kommt Härtling vom Deutschen Arzneiprüfinstitut ebenfalls zu der Überlegung:

„Aus den von uns ermittelten Keimzahlen ($10^5 - 10^8$) und identifizierten Keimarten läßt sich keine zwingende Notwendigkeit einer Entkeimungsbegasung erkennen, obwohl ein Teil der in den Produkten enthaltenen Drogen nachgewiesenermaßen nicht begast wurde. Ein solcher Verzicht auf Begasung setzt jedoch voraus, daß alle Ausgangsdrogen und die Fertigprodukte auf Abwesenheit *pathogener* Keime geprüft werden und eine für Produkte aus Pflanzen und Pflanzenteile neu festzusetzende tolerierbare Keimzahl nicht überschritten wird. Eine Orientierung an den Keimzahlen von Lebensmitteln — Obst und Gemüse weisen ca. 10^6 Keime pro Gramm auf —

erscheint gerechtfertigt. Ebenso könnten die zulässigen Keimzahlen für Pilze und Hefen und begrenzt zulässige Enterobakterien mit jeweils 5×10^2 in angemessener Weise angepaßt werden. Durch eine optimale Drogentrocknung und Wahl einer zweckmäßigen, nachträglichen Feuchtigkeitseinflüsse auf das Produkt ausschließenden Verpackung, sollte die mikrobielle Unbedenklichkeit zu gewährleisten sein" (Pharm. Zeitung *128,* 1006, 1983).

In diesem Zusammenhang möchte ich auch auf eine Verordnung über die hygienisch-mikrobiologischen Anforderungen an Lebensmittel, Gebrauchs- und Verbrauchsgegenstände des Eidgenössischen Departments des Inneren vom 1. April 1983 hinweisen.

Die Schweizer Behörde hat dabei für genußfertige Lebensmittel folgende Grenzwerte zugelassen:

Pseudomonas aeruginosa	10^4 Keime pro Gramm
Staphylococcus aureus	10^4 Keime pro Gramm
Escherichia coli	10^4 Keime pro Gramm
Aerobe mesophile Keime	10^8 Keime pro Gramm

Als Grenzwert wird dabei definiert:

Der Grenzwert bezeichnet die Menge von Mikroorganismen oder Toxinen, bei deren Überschreiten ein Produkt gesundheitsgefährdend, verdorben oder unbrauchbar ist.

Wir können daraus ersehen, daß gerade das Musterland Schweiz offensichtlich hier eine wesentlich tolerantere Auffassung vertritt.

Vor dem Hintergrund dieser Überlegungen sollten wir deshalb gemeinsam, d. h. Fachleute, Vertreter des Bundesgesundheitsamtes und der Überwachungsbehörden Überlegungen anstellen, welche sinnvollen Auflagen zum Keimgehalt bzw. zur Keimreduzierung von Arzneidrogen möglich sind. Dabei sollten wir uns darüber im Klaren sein, daß es einerseits kaum Arzneidrogen gibt, die den mikrobiologischen Anforderungen von maximal 10^4 Keimen entsprechen und daß es andererseits derzeit kein wirklich optimales Entkeimungssystem gibt.

Unter Berücksichtigung aller heute vorliegender Kenntnisse stellt die Ethylenoxidbegasung, auch im Vergleich zur Strahlensterilisation und anderer chemischer Behandlungsmethoden, z. B. mit Formalin, Phosphorwasserstoff, Methylformiat oder Methylbromid, auch unter Beachtung aller toxischer Überlegungen immer noch das Mittel der Wahl dar, das stets immer dann angewandt werden muß, wenn Entkeimung oder zumindest Keimreduzierung erforderlich sind.

Gerhard Gerster

Beispiele aus Zulassungsverfahren

Zwei Vorbemerkungen zum arzneimittelrechtlichen Hintergrund sind notwendig. Jedes Arzneimittel muß eine „angemessene" Qualität aufweisen (§ 25, Abs. 2, Punkt 5 AMG). Angemessen heißt dabei sowohl an den Stand der pharmazeutischen Wissenschaft, wie an die *therapeutischen* Erfordernisse.

Eine Kontrolle der Qualität nach der Zulassung hat sowohl intern durch den Hersteller, wie extern durch die regionale Aufsichtsbehörde zu erfolgen. Dabei beschränkt sich die Kontrollbefugnis der Behörde auf die in den Zulassungsunterlagen gemachten Angaben (§ 64, Abs. 4, Punkt 2 AMG).

Das ist nicht problematisch bei Arzneibuchwirkstoffen, z. B. Aloeextrakt DAB 8. Wird jedoch ein pflanzliches Arzneimittel nach einem speziellen Verfahren hergestellt und weichen dessen erwünschte und unerwünschte Wirkungen zudem von der bekannten Literatur ab, müssen spezifische Lösungen gefunden werden. Von Asarum europaeum, der Stammpflanze unseres neuen Präparates Escarol, ist beispielsweise folgendes bekannt: eine homöopathische Tinktur und das dazugehörige Arzneimittelbild sowie Veröffentlichungen aus der Erfahrungsheilkunde, z. B. im Madaus[1]). Demgegenüber lauten die Anwendungsgebiete von Escarol wie folgt:

Anwendungsgebiete: Akute und chronische Bronchitis. Bronchospasmen verschiedener Genese; Asthma bronchiale.

Ermöglicht wird dieser Unterschied zur Standardliteratur durch ein spezielles, patentiertes Herstellungsverfahren des Extraktes, was auch in der Deklaration der wirksamen Bestandteile zum Ausdruck kommt:

1 Dragee enthält 10—16 mg eines gereinigten Trockenextraktes aus Asarum europaeum-Wurzelstock, entsprechend 5 mg Phenylpropanderivate (trans-Isoasaron und trans-Isomethyleugenol).

Über die obige Deklaration der wirksamen Bestandteile von Escarol und die Nachvollziehbarkeit dieses Qualitätsanspruchs für die Überwachungsbehörde hatten wir lange Diskussionen mit dem BGA. Denn für das Amt war die gleichbleibende Qualität in der späteren Produktion untrennbar mit der abweichenden Nutzen-Risiko-Bewertung des Escarol von der Standardliteratur verknüpft.

---

[1]) Madaus, G., Lehrbuch der biologischen Heilmittel, Georg Thieme-Verlag Leipzig 1938 S. 620—626

Kein Problem war die Nachprüfung der Standardisierung anhand der eingereichten Prüfungsvorschriften. Jedoch gab es für den Qualitätsanspruch „gereinigter Extrakt" zunächst kein analytisches Äquivalent. Dabei kam gerade ihm ein hoher Stellenwert wegen der besonderen Nutzen/Risiko-Bewertung von Escarol zu.

Gemeinsam mit dem BGA wurde jedoch eine Lösung gefunden, indem sozusagen eine zweite Prüfung auf Identität in das Dossier „Qualitätsprüfung" aufgenommen wurde. Mit der normalen Prüfung auf Identität werden zwar die Wirkstoffe erfaßt, jedoch ist keine Unterscheidung zu einem normalen wäßrig-alkoholischen Extrakt möglich. Mit der zweiten, neu aufgenommenen Identitätsprüfung ist keine genaue Identitätsprüfung der Wirkstoffe mehr möglich, dafür können aber Primär- und Sekundärextrakt unterschieden werden.

Da beide Prüfungen Bestandteil der Zulassungsdokumentation sind, können sie von der regionalen Überwachungsbehörde eingesehen werden. Es besteht damit ein nahtloser Zusammenhang zwischen besonderer Nutzen/Risiko-Bewertung, speziellem Herstellungsverfahren und der Deklaration der wirksamen Bestandteile von Escarol.

Diese Ausführungen sollen nicht ohne ein paar allgemeine Bemerkungen zum Umfang von Qualitätsangaben bei der Deklaration von wirksamen Bestandteilen beendet werden.

Die Bezeichnungsverordnung läßt die Hersteller bei der Deklaration von Pflanzenextrakten im Stich. Auch der Entwurf der Arzneimittelprüfrichtlinien vom 21. 9. 1983 ist wenig ergiebig. „Bestandteile ohne internationale Bezeichnung oder ohne genaue wissenschaftliche Bezeichnung werden durch Angabe von Ursprung und Entstehungsart bezeichnet, wobei gegebenenfalls nähere *zweckdienliche* Angaben zu verlangen sind."

Unter Berücksichtigung dieser Ausführung ist es völlig ausreichend, einen Extrakt beispielsweise so zu deklarieren:

Trocken- oder Fluidextrakt aus Heilpflanze A, enthaltend x mg Wirkstoffe oder Leitsubstanzen.

Solche näheren Angaben zur Standardisierung sind zweckdienlich, da sie therapeutischen Zwecken dienen, also die Therapiesicherheit mit dem Arzneimittel verbessern.

Denn die Deklaration der wirksamen Bestandteile richtet sich in erster Linie an die Verordner, erst in zweiter Linie an Apotheker und andere Fachleute für Arzneimittel. Angaben über Extraktionsmittel, Droge/Extrakt-Verhältnis oder verwendetem Pflanzenteil sind demgegenüber überflüssig. Sie waren früher vor allem an die Überwachungsbehörde gerichtet. Heute sind sie im Dossier „Qualitätsprüfung" enthalten und somit für die Überwachungsbehörde einsehbar.

Bei nicht standardisierbaren Extrakten können obige Aussagen durchaus Lösungen sein. In den meisten Fällen richten sich solche Qualitätsangaben dann allerdings an die Krankenkassen wegen Ziffer 16 f der Arzneimittelrichtlinien und weniger an die Verordner. Denn die überwiegende Zahl der Ärzte kann mit derartigen Qualitätsangaben zweiter Wahl nichts anfangen, die Endverbraucher noch weniger.

Horst Liebig

Beispiele aus Zulassungsverfahren

Berichtet wird über die Erfahrungen bei der Zulassung von 6 Arzneimitteln, worunter sich drei Phytopharmaka auf Plantago ovata- und Senna-Basis befanden (ein pulverförmiges Quellmittel, ein Extrakt-haltiges Dragée und ein Feintee). Alle 6 Produkte sind letztlich zugelassen worden, eines nach einem Einspruchsverfahren.

Die erreichten *Bearbeitungszeiten* von insgesamt 6 bis 9 Monaten (davon BGA 4 bis 6 Monate) stellten uns voll zufrieden, vor allem, wenn man sie im internationalen Vergleich betrachtet. Im einzelnen:

Mängelberichte in 1,4 bis 2 Monaten, gefolgt von firmeninterner Bearbeitung in 1,3 bis 2 Monaten und einer weiteren Bearbeitungszeit von 1,8 bis 3 Monaten durch das BGA. Ein Einspruch erledigte sich in 3,2 Monaten.

Es lagen jeweils umfassend ausgewertete Literaturrecherchen neuesten Datums vor.

Da es sich um bekannte Wirkstoffe handelte, wurden dann erfreulicherweise vom BGA keine erneuten *Tierversuche* und *klinische Erprobungen* verlangt.

Kritik ist unsererseits anzumelden an der sich abzeichnenden Tendenz, alle irgend vorkommenden *unerwünschten Wirkungen* letztlich unabhängig von ihrer Schwere auf dem Beipackzettel zu versammeln. Obwohl im Grundsatz richtig, muß darauf geachtet werden, daß eine Vielzahl von Informationen nicht den Blick auf das Wesentliche verstellt. Beispiel: Wer nicht weiß, daß er Sorbit nicht verträgt, hat auch nichts von dem Hinweis: „Nicht einnehmen bei Fructose-Sorbit-Intoleranz bei Fructose-1,6-diphosphatase-Mangel." Unseres Erachtens hätte eine verlangte (und auch von uns angebotene) deutliche Deklaration des Sorbit-Gehalts besser den gleichen Zweck erreicht. Ist es wirklich nötig, immer mögliche Blähungen und Völlegefühl auszuweisen, auch wenn diese sehr selten beobachtet wurden?

Die *Stabilitätsforderungen* waren einsichtig. Grundsätzlich wurde Echtzeitlagerung über die halbe Laufzeit in der Endverpackung gefordert. Streßversuche vermochten keine weitere Verkürzung zu bewirken. Probleme bestehen bei den Phytopharmaka, insbesondere bei Kräuter-Tee-Mischungen auf dem Sektor *chemische und mikrobiologische Reinheit*. „Was dem einen sien Uhl, ist dem anderen oft sien Nachtigall."

Es ist dem BGA aber zu bescheinigen, daß versucht wird, der Problematik gerecht zu werden. Generell gefordert wurde die Einhaltung der Pflanzenschutzmittel-Höchstmengenverordnung vom 13. 6. 1978/24. 6. 1982 für Tee und Tee-ähnliche Produkte. Für *Farbstoffe* und andere Hilfsstoffe, die eine EG-Nummer tragen und damit nach der Lebensmittelverordnung zugelassen sind, wie Eudragit und Cremophor EL, verlangt das BGA auch von denselben Firmen immer wieder die gleichen Monographien. Es sollten Standardfassungen veröffentlicht werden, auf die man sich beziehen kann. Gleiches gilt für die mikrobiologischen Methoden.

Es war erfreulich, in der Diskussion vom BGA zu hören, daß im Fall der Lebensmittelfarbstoffe inzwischen ein Bezug auf die EG-Nummer als ausreichend angesehen wird.

Im Ganzen ist festzustellen, daß ein gegenseitiger Lernprozeß Platz gegriffen hat und eigentlich in allen Fällen ein gangbarer Kompromiß erreicht werden konnte.

Gudrun Repplinger

Beispiele aus Zulassungsverfahren

Die im folgenden geschilderten Stellungnahmen sollen Beispiele aufzeigen, welche Verfahrensweise vom pharmazeutischen Unternehmer gewählt wurde, Wege zu einer sinnvollen Analytik als Voraussetzung für eine erforderliche Zulassung pflanzlicher Arzneimittel zu finden und wie diese Vorgehensweise vom Bundesgesundheitsamt akzeptiert wurde.
Beispiel I: Zum Thema Rückstandsanalytik
Beispiel II: Zum Thema Stabilität
(Extrakt ≙ wirksamer Bestandteil)

Beispiel I

Zur Zulassung eingereicht wurde ein Arzneimittel, das einen Drogenextrakt enthält, des weiteren Sternanis- und Kümmelöl in mikroverkapselter Form als sogenannte Kapsaromen, die von einer Lieferfirma bezogen werden.

Die *Stellungnahme* war folgenden Inhalts:
„Nach einer Verlautbarung der Deutschen Arzneibuchkommission sind Drogen auf Rückstände von Pflanzenbehandlungsmitteln zu prüfen. Da mit einer Anreicherung im Extrakt gerechnet werden muß, bitten wir, die entsprechenden Prüfungen am *Extrakt* und an den *ätherischen Ölen* vorzunehmen und uns zu bestätigen, daß die in der Höchstmengenverordnung angegebenen Grenzwerte nicht überschritten werden."

Unsere Stellungnahme:
Diese Untersuchungen werden in regelmäßigen Abständen an entsprechenden Chargen durchgeführt. Die resultierenden Zertifikate wurden dem BGA nachgereicht.
  Im Falle Sternanisöl lag eine Überschreitung des in der Höchstmengenverordnung festgelegten Grenzwertes für Hexachlorcyclohexan-Isomere (außer Lindan) vor (ca. das Doppelte).
  Unsere *Argumentation* war folgende:

Da Sternanisöl zu 15 % im rezeptierten Sternaniskapsaroma enthalten ist, sind wir der Meinung, daß es sinnvoll wäre, die Forderungen der in der Höchstmengenverordnung festgelegten Grenzwerte an das Sternaniskapsaroma zu stellen.

Vom Sternaniskapsaroma sind nur 3 % im Fertigarzneimittel enthalten, dies entspricht 0,45 % Sternanisöl.

Die zunächst festgestellte Überschreitung der in der Höchstmengenverordnung festgelegten Grenzwerte an Sternanisöl ist somit für das Fertigarzneimittel irrelevant.

Diese Argumentation wurde vom BGA akzeptiert.

Es kommt aber noch hinzu, daß Sternaniskapsaroma vom Lieferanten bezogen wird, daher für den pharmazeutischen Unternehmer als Ausgangsstoff zu betrachten ist.

Wir würden es in Zukunft vorziehen, derartige Untersuchungen an dem für den pharmazeutischen Unternehmer geltenden *Ausgangsstoff* oder am *Fertigarzneimittel* durchzuführen.

(Siehe hierzu auch § 4 der Pflanzenschutzmittel-Höchstmengenverordnung vom 24. 6. 1982).

Beispiel II

Zur Zulassung eingereicht wurde ein Arzneimittel, das Hydroxyanthracen-Derivate in Form eines Extraktes enthält.

Die *Stellungnahme* war folgenden Inhalts:
„Sie beschränken sich bei Ihren Untersuchungen zur Stabilität auf eine Erfassung des Gesamtgehaltes an Hydroxyanthracen-Derivaten, ohne auf die Konstanz der Zusammensetzung des Gemisches zu prüfen. Da die Wirksamkeit jedoch nicht allein von der Anthrachinongesamtmenge, sondern auch von der Zusammensetzung abhängt, bitten wir, entsprechende Unterlagen nachzureichen, aus denen auch die weitgehende Konstanz der Zusammensetzung ersichtlich wird."

Unsere *Stellungnahme:*
In der dem BGA eingereichten Stabilitätstabelle werden als Stabilitätskriterium die Hydroxyanthracen-Derivate bestimmt und verfolgt. Diese quantitative Erfassung erfolgt durch die trennende HPLC-Analysentechnik. Bei jeder quantitativen Bestimmung der Hydroxyanthracen-Derivate im Fertigarzneimittel wird ein authentischer Vergleich des eingesetzten Senna-Extraktes mitgeführt.

Durch Vergleich der Peaks beider Chromatogramme ist es möglich, Veränderungen innerhalb des Sennosidgemisches (Sennoside A, A_1, B, C und D) zu erkennen.

Gleichzeitig erhält man einen „Fingerprint", der eine Aussage über weitere Inhaltsstoffe des Extraktes im Verlauf der Stabilitätslagerung zuläßt.

Diese Argumentation wurde vom BGA akzeptiert.

Die Gesamtheit aller Einzelkomponenten stellt den wirksamen Bestandteil „Extrakt" dar. Durch die Standardisierung des Herstellungsverfahrens kann auf eine reproduzierbare Zusammensetzung geschlossen werden. Die quantitative Bestimmung der übrigen Inhaltsstoffe erübrigt sich dann, es genügt ein qualitativer chromatographischer Vergleich zum Standardextrakt.

Sachverzeichnis

A

ADI-Wert 118, 120
Adonis vernalis 22
Änderungsanzeige 27
Ätherische Öle 43, 83, 110, 119, 126
Aflatoxine 33
Akarizide 79
Aldrin 80
Alkaloide 42, 48, 58, 83
Allicin 70
Alliin 70
Aloe-Emodin 56
Aloeextrakt 123
AMG s. Arzneimittelgesetz
Amitrol 79
Anthrachinondrogen 119
Apothekenbetriebsordnung 58
Arecolin 43
Arnica chamissonis 54
Arnica foliosa 54
Arnica montana 54
Arzneibuch 19, 31, 39, 52 ff., 56 ff., 77, 84
Arzneibuchkommissionen 38, 52, 54, 56, 126
Arzneimittelgesetz 19, 21, 23, 25 ff., 52 ff., 85 ff., 94, 97, 100 ff., 104
Arzneimittelprüfrichtlinien (Teil „Qualität"), Entwurf 21, 25 ff., 36, 53, 98, 104
Arzneimittelrichtlinien 124
Asarum europaeum 123
Asche 78, 84
Asperula odorata 119
Atropa belladonna 58, 119
Aufbereitung 53
Aufbereitungskommissionen 85
Aufsichtsbehörde 123
Ausgangsdrogen 121
Ausgangsmaterial 31, 38
Ausgangsstoffe 27 ff., 33, 35 ff., 53, 74, 76, 85, 87, 128
Auszüge s. Extrakte
Ayuvedische Medizin 50

B

Bakterien 107
—, aerobe 104
Barban 79
Begasung 32, 119
Begasungsdauer 120
Begasungsmittel, bromhaltige 81
Begasungstemperatur 120
Belladonnablätter 119
Bentazon 79
Bestandteile, fremde 78, 104
—, wirksame 27 ff., 36, 123
Bestrahlung 116
Betriebsordnung 31, 85
Bezeichnungsverordnung 124
BGA s. Bundesgesundheitsamt
Bisacodyl 61
BMJFG s. Bundesminister für Jugend, Familie und Gesundheit
Bolus alba 105
Brechungsindex 60
Brennessel 97
Bromoxynil 79
Bryonia alba 44
Bryonia cretica ssp. dioica 44
Bundesgesundheitsamt 22, 27, 72, 111, 122 ff., 125 ff., 126, 128

Bundesminister für Jugend, Familie und Gesundheit 21
Buprimat 80

C

Captan 81
Cardenolide 42, 44
Cassia angustifolia 120
Chargenbegriff 74
Chargenbericht 97 ff.
Chargenkontinuität 97
Chinarinde 119 ff.,
Chlor 117
Chlordan 80
Chloridazon 79
Chrysophanol 56
Colorimetrie 64
Coniin 43
Content-Uniformity-Test 61
Crataegus 72
Cucurbitacine 44
Cyanazin 80
Cycloat 80
Cyclopentensesquiterpene 89
Cyhexatin 81

D

DC s. Dünnschichtchromatographie
DDT 80, 83
Deklaration wirksamer Bestandteile 123 ff.,
Desinfektion 117
Deutscher Arzneimittel-Codex 52, 56
Dieldrin 80
Digitalis lanata 22
Dinobuton 81
Dokumentation 35 ff., 98, 100
Drogen, geschnittene 39
Drogenauszüge und -extrakte s. Extrakte
Drogenverfälschungen 78
Dünnschichtchromatographie 36, 42, 45, 48, 50 ff., 55, 60 ff., 62, 64, 66, 68 ff.

E

ECETOC-Studie 119
Echinacea angustifolia 47, 89
Echinacea purpurea 47
Echinacosid 47, 89

Emodin 56
Endosulfan 83
Endprodukt 28 ff., 97
Endrin 80
Endverpackung 125
Enterobakterien 109, 122
Entkeimung 110 ff., 121 ff.
Enzianwurzel 119
Enzyme 105
Erfahrungsheilkunde 123
Escherichia coli 33, 104, 122
Ethirimol 80
Ethylenchlorhydrin 32, 118 ff.
Ethylenglykol 32, 118 ff.
Ethylenoxid 32, 111, 117 ff., 120 ff., 122
Europäisches Arzneibuch 52, 56, 58
Extrakte 31, 33, 36, 43, 76, 85, 87, 93, 97, 124, 126, 129
Extraktionsmittel 124

F

Federal Register 118 ff.
Federation Internationale Pharmaceutique 104
Fehlerbreite 90
Fehlergrenze 64
Fertigarzneimittel 29 ff., 35 ff., 89 ff., 104, 128
Fertigprodukt 97, 121
Fingerprint 43, 48, 50, 89, 98, 128
FIP s. Federation Internationale Pharmaceutique
Flavonoide 71, 83
Fluidextrakt 124
Fluoreszenz 55
Folia Melissae 84
Formaldehyd 117
Formalin 122
Forte-Präparate 41 ff.
Fructus Anisi 78
Fructus Conii 39
Fructus Sennae 119
Fungizide 79 ff.

G

Gallae 62
Gammastrahlen 110

Gaschromatographie 42 ff., 47, 51, 62, 64, 67, 73
Gasraumfeuchte 117
Gassterilisation 117
GC s. Gaschromatographie
Gelatine 105
Gerbstoffe 88
Gesamtkeimzahl 32
Ginsenoside 67 ff.
Glykoside 45, 48, 58
GMP-Richtlinien 31, 37, 94, 97, 100
Graminis rhizoma 44
Gravimetrie 42, 58

H

Halbfertigware 27 ff.
Haltbarkeit (s. auch Stabilität) 30, 57, 98 ff., 101
Haltbarkeitsbeschränkung 98
Harpagosid 66
Hefen 32 ff., 104, 107, 122
Heißluftsterilisation 110
Hemmstoffe 79
Heptachlor 80
Herbizide 79, 81
Herstellung im Lohnauftrag 31
Herstellungsleiter 100
Herstellungsprotokolle 93
Herstellungsverfahren 20, 27 ff., 35, 38, 74, 85, 92, 97 ff., 123
—, Dokumentation 97, 99 ff.,
Herzglykoside 40
Hitzesterilisation 110, 116
Hochleistungs-Dünnschichtchromatographie 60, 62
Hochleistungs-Flüssigchromatographie 42 ff., 45, 48, 51, 62, 64, 66 ff., 70 ff., 73, 128
Höchstmengenverordnung 81, 83, 126, 128
Homöopathisches Arzneibuch 52
HPLC s. Hochleistungs-Flüssigchromatographie
Hydroxyanthracen-Derivate 128

I

Identität, Nachweis 88
Ilex aquifolium 43
Inhaltsstoffe 62

Inprozeßkontrolle 92, 97 ff.
Insektizide 79 ff.
Iridoid-Glukoside 66

K

Kaltsterilisation 110
Kamille 78
Kampfer 69
Keime, aerobe 122
—, pathogene 121
Keimgehalt 104 ff.
Keimreduzierung 120 ff.
Keimzahlen 32, 121 ff.
Knoblauch 69
Kohlenwasserstoffe, chlorierte 81
Kombinationspräparate 22, 41, 43, 48, 50, 97
Kommission E 19, 22 ff.
Konservierungsstoffe 70, 111
Kontamination, mikrobiologische 32
Kontrolleiter 83, 93, 100
Kümmelöl 126
Kupferverbindungen 83
Kurzmonographien 22 ff.

L

Lagerung 97, 105
Lecithin 111
Leitkeime, pathogene 109
Leitsubstanzen 30, 43 ff., 50, 62, 64 ff., 70, 89 ff., 97
Lindan 83
Löwenzahn 97
Lumineszenzmessung 45

M

Mängelberichte 125
MAK-Wert 118
Matricaria chamomilla 119
Melilotus 119
Methidation 81
Methylbromid 81
Methylformiat 120, 122
Mikrobiologischer Status 104, 107
Mikrobiologische Untersuchungen 90
Mistel 97

Sachverzeichnis

Mite-Präparate 41, 43
Mono-Drogen-Präparate 41 ff.
Muster 55, 76
Musterplan 76
Musterziehung 88

N

Nachweisgrenze 60
Nachzulassung 19, 23 ff., 26 ff., 37, 53, 73
Nematizide 79
Neues Rezeptur-Formularium 57
Nicotin 43
Nutzen/Risiko-Bewertung 123 ff.

O

Oleum Menthae piperitae 119
Oleum Thymi 119
Ozon 117

P

Panax Ginseng C. A. Meyer 68
Panax quinquefolium 68
Pankreatin 36
Papierchromatographie 64
Pentachlorphenol 83
Pestizide 32, 83
Pestizid-Rückstände 104
Pestizidrückstandsbestimmung 90
Pflanzenbehandlungsmittel 126
Pflanzenschutzmittel-Höchstmengenverordnung 32, 90, 126, 128
Pflanzenschutzmittel-Rückstände 78
PHB-Ester 70
Phenol 117
Phenolcarbonsäure 48
Phosphorwasserstoff 122
Photometrie 42, 62
Physcion 56
PIC-Abkommen 26, 31, 94
PIC-Richtlinien 37
Pilze 32 ff., 122
Piperonylbutoxid 83
Plantago ovata 125
Primula elatior 54
Primula veris 54
Probenentnahmen 55, 57

Procyanidine 71 ff.
Propargit 83
Prüfmethoden, biologische 40
Pseudomonas aeruginosa 33, 104, 122

Qu

Qualitätsmerkmale 88
Qualitätsplanung 74, 97
Qualitätssicherungssystem 85
Quercus cortex 62

R

Radix (Tubera) Harpagophyti 65
Ratanhiae radix 62
Reproduzierbarkeit 64
Revalidierung 93
Rhabarber 55 ff.
Rhaponticin 55
Rhein 56
Rheum 84, 119
Richtlinie für die Herstellung und Kontrolluntersuchungen im Lohnauftrag 31
Rohstoffe 20, 22, 74, 77, 97, 104 ff.
Rückstandsanalytik 126
Rückstellmuster 84

S

Sabal serrulata 90
Säulen-Chromatographie 64
Säure-Base-Titration 58
Salmonellen 33, 104
Schädlingsbekämpfung 117
Schimmelpilze 104, 107
Schleimstoffe 110
Schmelztemperatur 60
Schwefeldioxid 117
Schwermetalle 78, 104
Sekundär-Kontamination 105
Senna 119 ff., 125
Senna-Extrakte 128
Sennoside 120
Siedetemperatur 60
Sinensetin 89
Sitosterin 66
Solanaceen-Drogen 42
Spektralphotometrie 64

Stabilität (s. auch Haltbarkeit) 30, 55, 99, 126
Stabilitätszuschläge 30
Stärke 105
Standardabweichung 90
Standardisierung 36, 41 ff., 47 ff., 100, 124
Standardisierung des Herstellungsverfahrens 129
Standardzulassung 53
Staphylococcus aureus 33, 104, 122
Status, mikrobiologischer 78
Sterilisation mit gespanntem, gesättigtem Wasserdampf 110
Sternanisöl 126, 128
Steroide 48
Strahlendosis 111, 116
Strahlensterilisation 110 ff., 116, 122

T

Talkum 105
TA-Luft 118
Teemischung 36, 76
Thea nigra 62
Therapeutische Breite 41
Tinkturen 56
Titration 42
Tonika 65
Toxaphen 81
Toxine 122
Triazine 79
Trockenextrakt 123 ff.

U

Überwachungsbehörde 124
Unbedenklichkeit 22 ff., 85, 98
Untersuchungsprotokoll 77

Untersuchungsprotokoll-Rückstandsanalytik 82
UV-Bestrahlung 110

V

Valepotriate 62
Valeriana 36, 89
Validierung 62, 93 ff.
Verfälschungen 89
Verunreinigungen 53, 57, 59, 76
Viscum album 90
Vitamine 111
Volumetrie 58
Vorratsschutz 81
Vorratsschutzmittel 111

W

Wartezeit 80 ff., 83
WHO 117
Wirksame Bestandteile 27, 129
Wirksamkeit 22 ff., 35, 43, 47, 53, 58, 64, 85, 98
Wirksamkeitsprüfung 19
Wirkstoffe 40, 64 ff., 68, 89, 124
Wirkstoffgehalt 22 ff.
Wirkung 99
Wuchsstoffe 79

Z

Zersetzung 116
Zertifikate der Vorlieferanten 40
Zubereitungen 56, 99
Zulassung 21, 25 ff., 30, 35, 73, 123, 125
Zulassungsantrag 25, 33
Zulassungsdokumentation 124
Zulassungsunterlagen 123